麻酔をしない歯を抜かない歯科治療

年間抜歯数"0本"の歯科医からの提言

橋本 秀樹
Hashimoto Hideki

文芸社

もくじ

第2章　口の中の真実が見える歯科治療

第3章　麻酔をかけない歯科治療

第4章　これが年間抜歯0本の歯科治療だ！

第5章　私が保険治療を止《や》めた理由

第6章　まだインプラントを入れたいですか?

はじめに

歯医者を信じる人ほど、歯で悩む……歯科治療の現状

私が歯科医になってから二十五年。自分で歯科医院を開業してから十五年が経ちます。これまで五千人以上もの患者さんたちの口の中を覗いてきましたが、つくづく感じてきたのは、一歯、二歯、あるいはすべて、真面目に歯科医院に通院していた人ほど歯を失った人がとても多いことです。

十数年前に比べれば歯科治療も進歩し、今は歯を抜かない治療をうたう歯科医院はずいぶんと増えてきました。それでも、かなり進行した虫歯や歯周病を見つけると、「**やはりこの歯は抜かないとダメですね**」とあっさりと諦めてしまう。本当に歯を抜かない治療を標榜しているのですか、と疑問を投げかけたくなる歯科医は山ほどいます。

今の日本の歯科界では、良心があって歯を抜かない治療を志していても、結局は歯を抜いてしまう歯科医ばかりです。なぜ巷の歯科医たちは、一度抜いてしまったら二度とは生えてこない、大切な永久歯を抜いてしまうのでしょうか。

一般的に歯科治療で歯が抜かれるのは、虫歯や歯周病という病気が原因となります。ところが驚くべきことに日本の多くの歯科医たちは、こうした病気を根本的に治そうという考えを持っていませ

ん。「削って治る」「抜いて治る」と思っているため、結局は歯を抜くことになってしまうのです。それでは「治療」ではなく「修理」。にもかかわらず、虫歯や歯周病にかかれば、最終的に歯を抜いてもやむをえない、これが治療だと歯科医たちは思い込んでしまっているのです。

そして患者さんは、歯科医は歯を治せるものと思い、信頼を寄せて一生懸命に歯医者に通うのですが、結局は抜歯という裏切りを経験し、悩みを深くしてしまうのでしょう。

私は大学を卒業するまでの二十四年間は患者の立場として、また大学を卒業してからは二十五年の歳月を歯科医師として、両方の経験を含めて本当の歯科治療とは何かをずっと考えてきました。健康な歯を守るための、患者さんにとってベストな歯科治療のあり方を模索してきたのです。そしてここ数年、やっと自分の進むべき方向が明確になってきました。それは**歯を「修理」するのではなく「治療」をすること。併せて麻酔をしない、抜歯をしない治療の徹底**です。

この四年間、私の歯科治療を受けた患者さんで歯を一本でも抜いた人は一人もおりません。また治療では麻酔は一切使っておりません。今ではこうした治療を求めて、全国から歯を抜きたくない患者さんが来院されています。患者の皆さんとお話ししてみると、他の歯科医院で抜歯すると言われ、歯を抜きたくなくてやってきた、と異口同音におっしゃいます。当医院はこうした患者さんたちの悩みにきちんと向き合い、応えようと努力することを信念とする歯科医院。そして他の歯科医院で見捨てられてしまった歯も保存する努力をし、抜かずに残してあげること、それも麻酔をせずに行うことが、私の歯科医師としての大きなやりがいのひとつです。

そう言うと、私は神さまの手を持った歯科医のように思われるかも知れませんが、そんなことはありません。最新の歯科医療器具を用い、それに見合う技術的なトレーニングを積み、生体の一部分として歯を観ること。そして忍耐力を持って治療に取り組み、患者さんの歯を救いたい、絶対に抜かない、保存するという強い決意と意志があれば、どんな歯科医にでもこうした歯科治療を行うことは十分に可能です。

この本は、私が知り得たことをベースとして私が行っている歯科治療の考え方を書き記しました。これまで歯医者に行くほど、悩んでしまっていた人たちを救いたい、それを志とする歯科医がいることを、それを実現する可能性がある歯科治療があることを、この本を通して知っていただきたいと思います。

今日からでも遅くありません。あなたの大事な歯を守り、死ぬまで元気で美味しく食事ができる人生を、私と共に目指しましょう。

二〇一三年　早春

歯科医師　橋本　秀樹

第1章

これが理想の歯科医師だ！

～間違いだらけの歯科医院選び～

理想の歯科医院の見つけ方

☆アキコさん（女性・36歳）の場合

数日前からシクシクと奥歯が痛み出したアキコさん。

「いやだわぁ。歯医者さん、行かなきゃだめかしら」

歯医者嫌いのアキコさんは、頭を悩ませました。というのも、これまでいくつかの歯科医院に通ったものの、どうも「自分が信頼できる歯医者さん！」と思えるような歯科医院に巡りあうことがなかったからです。

家の近くのあの歯科医院、何回か行ったけれど、治療をしても、すぐにかぶせ物が外れちゃう。先生、あんまりうまくないのよねぇ。

会社の側の歯科医院は、先生がむっつりしていて、どんな治療をしているか聞いても詳しく教えてくれないし……。なんだか治療をしてもらっていても、不安に感じたわ。

でも駅前の歯科医院は、すぐに歯を抜きたがるってウワサだし……。

歯は一生ものだから、やっぱりきちんと治したいけれど、どこの歯科医院がいいのか、選ぶのって難しいなぁ。

アキコさんは痛む歯を押さえながら、どこの歯科医院へ行けばいいかを考えると、頭まで一緒に痛くなってきそうです。

そこで友人たちに、どんな歯科医院がいいのか、聞いてみることにしました。するといろいろな意見が出てきました。

「それは混んでいる歯科医院よ。だって人気があるってことでしょ。待合室に人がたくさんいるところがいいんじゃない？」

「医療も進歩しているからね。最新の設備を導入していれば、きっと高度な歯科治療が受けられるよ」

「先生の技術が大事でしょう。認定医や専門医の資格を持っていたり、歯学博士の先生なら、きちんと勉強しているから、間違いないよ」

「待合室や診察室がきれいなところがいいと思うわ。患者さんのことをよく考えている歯科医院ということでしょう」

「いやいや、やっぱり治療した人に聞くのがイチバン。私が行ったところは、先生もスタッフもとても親切で、良い歯科医院だったからオススメよ」

どれも納得のいく意見ばかりとうなずくアキコさん。

そうか、最新の設備が入っていて、待合室も診察室もキレイで、いつも混んでいる歯科医院。先生は専門医などの資格があればなお安心。まわりの人たちのクチコミも大切だから、いろいろな人にも評判を聞いてみよう、と結論づけました。

えっ、ちょっと待ってください！　残念ながらそれでは本当に良い歯科医院とは出会えませんよ。これまで言われてきた良い歯医者の条件には、落とし穴がいっぱい。本当にあなたが一生お世話になりたいと思えるような、信頼できる歯科医に出会うためには、これまでの常識を疑うところから、始めなければなりません。

増えている歯科難民

食べることは、生命を維持していくための基本。それに美味しいものを思う存分食べられるって、幸せなことですよね。いくつになっても、美味しいもの、健康に良いものがきちんと食べられることは、人間が満たされた人生を送るための基本中の基本です。だから皆さん、歯の大切さはよくわかっていると思います。**歯は、私たちが幸福に生きるために、不可欠な存在です。**

でも虫歯になってしまった歯は、自分で治すことができません。だから歯が痛み出すと、みんな慌てて歯科医院に駆け込みます。そして大事な自分の歯を守ろうとします。ところがこうして駆け込んだ歯科医院で、思いもかけないような状況に見舞われてしまう、そんな体験をされる方がたくさんいます。

虫歯を治そうと思って治療を受けたのに、歯をガリガリと削られてしまい、痛みがあるといえば神経を取られ、挙句の果てにこの歯はもうだめですと簡単に抜かれてしまう。こんなはずではなかったと思っても、一度、歯科医の手にかかってしまった歯は、歯科医の決断で治療が推し進められていってしまいます。患者さんの意思にかかわらず……。

このような経験が重なり、歯科治療への不信感を持っている人は少なくありません。でも歯を大切にしたいと思う人ほど、真面目に良い歯科医を求めて、まわりの人に近隣の歯科医院の評判をたずねたり、インターネットで調べたり、あるいは書籍や雑誌を見て、良い歯医者さんを一生懸命に探します。それでもなかなか、自分が納得する治療をしてくれる歯科医、信頼して任せられるかかりつけの歯科医院を見つけられません。そして何軒も歯科医院を渡り歩いたり、歯の状態が悪いのに、治療を受けるのを躊躇してしまったり……。**今、いわゆる歯科難民と呼ばれる方たちが増えているといわれています。**

なぜ一般の人たちが歯に悩みを持ったとき、納得のいく歯科治療を受けられる歯科医と巡りあうことができないのでしょう。実はそこには歯科業界全体に、大きな問題があるからだと私は考えています。

ひとつには、医療は宣伝広告を禁止されているため、それぞれの歯科医院がどのような方針で治療を行っているのかがわかりにくく、患者さんにとっては選択するための情報が少ないことがあります。

そしてもっと深刻な問題として、現代の歯科医院を取り巻く環境があります。今、世の中に歯科医院の数が増えすぎて、歯科医院が厳しい競争社会に見舞われているのです。あなたの暮らす街や勤務先の周辺を見渡してください。あちらにも、こちらにも、とてもたくさんの歯科医院がありませんか。国内にある歯科診療所の数は、六万八千軒以上（厚生労働省「医療施設動態調査」平成二十四年七月末概数）といわれています。これはなんとコンビニの軒数よりも二万軒以上多い数です。一つの街に五軒も十軒も歯科医院があれば、当然患者さんの取り合いになります。

そこで**どこの歯科医院も患者さんを増やすためにいろいろな工夫をする**ことになります。経営努力ですね。しかしそれは利益を上げるためにはどうしたらいいか、**患者さんのことよりも自分たちの働く場を守ることが、歯科医院にとって第一となってしまう**ということに他なりません。

一般的に良い歯科医院選びの条件として、「歯科医がていねいに対応してくれる」「スタッフが親切」「最新の設備が整っている」「患者さんがたくさんいていつも混んでいる」「認定医や専門医の資格を持っている」などがよくいわれます。でも実は、それが本当に良い歯科医院かというと、残念ながらそうとは限らないのです。

良い歯科医院のウソ

歯科医がていねい・スタッフが親切

確かに感じが良く受け答えしてくれる歯科医師に診察してもらえば、安心ですし、スタッフも親切にしてくれると気持ちがいいですね。しかし今や歯科医院はサービス業。レストランやショップの店員さんの愛想がいいのと同じこと。好感の持てる対応をするのは、患者さんにたくさん来てほしいからです。対応が親切で話しやすい、といっても、患者さんと話しながら自分のやりたい治療へ誘導していくこともあります。

親切で感じが良い歯科医が悪いことではありません。しかし歯科医やスタッフに求められる、いちばん大切な歯科医療観や技術とは別なこと。**親切でていねいな歯科医院が、しっかりとした理念と高い技術のある歯科医院であるとは限らない**ことは、念頭においておくべきでしょう。

患者さんがたくさんいて、いつも混んでいる歯科医院

今は、急患以外は予約制をとっている歯科医院がほとんどです。予約をとっているのに、いつも**待合室が混んでいる歯科医院は、限られた時間にできるだけ多くの患者さんを診ようと考えている**のです。また、予約のキャンセルがあっても、収入減にならないように、同じ時間に重ねて予約を受けることもよくあります。患者さんが多ければ、それだけ一人の患者さんを診る時間が少なくなります。つまりたくさんの患者さんを診るということは、歯科医にとって患者さんごとに頭を切り替えることが困難になって、一人ずつの患者さんの歯を大切に考える時間と気持ちの余裕がなくなります。

また患者さんが多いと、治療の途中で歯の型をとったり、詰め物の調整などの作業を歯科衛生士や助手などのスタッフに任せてしまうこともありがちです。これは本来、治療は歯科医が行うものであるにもかかわらず、できるだけ歯科医の手をかけずに患者さんの回転を良くするために行われているのです。

歯科医が責任を持って一人の患者さんと向き合う時間が少なければ、きめ細かな治療が難しくなります。しっかりと自分の歯を診てほしいという患者さん、自分の歯の悩みをしっかりと聞いて、解決のために努力してくれる歯科医を求めるのであれば、混んでいる歯科医院では納得のいく治療は受けられない可能性が高いのです。

最新の設備を導入している

医療設備というのはとても高額です。それだけの**資本投資をするためには、お金がかかります。こうした費用は当然、患者さんの治療費によって補われます。**患者さん自身のための治療ではなく、高額な治療費を請求できる治療（たとえばインプラントなど）を、積極的にすすめるようなことも十分に考えられます。

もちろん設備が整っているのは悪いことではありませんが、最新の設備があればなんでも治るわけではありません。あくまでも器械であり、それだけで信頼できる歯科医院という理由にはなりません。「治すのは誰か」ということをしっかり理解する必要があります。

設備だけでなく、最近は豪華な待合室などを売りにしている歯科医院もありますが、治療とは異なる部分にかかる費用も、最終的には患者さんの治療費からまかなわれていると考えると、その是非は自然とご理解いただけると思います。

専門医や認定医や資格を持っている

歯科医の技術的な評価として、認定医や専門医の資格があることが大きなポイントとなることがよくあります。開業医に多く皆さんにおなじみのものとしては、歯周病専門医、口腔外科専門医、小児歯科専門医、日本口腔インプラント学会専門医や、日本矯正歯科学会認定医、日本補綴歯科学会認定医などがあるでしょうか。実は私も日本顎咬合学会咬み合わせ認定医という資格を所有しています。

　こうした専門医や認定医の資格を持っていると、その先生はその領域の専門家で、高い技術があり治せると、患者さんたちは信頼を寄せるでしょう。しかし学会に入って年会費を払い、年に何度か学会に出席し、決められたケースで患者さんの治療を行って報告をすれば、ほとんどの場合資格を得ることができます。その技術が高いかどうか、治せたかどうかの評価はなく、ただ経験をすれば、知識があれば、患者さんの声はまったく関係なく、歯科医が決めてそれで学会としての認定がもらえます。

　もちろんその分野に興味を持って、たくさん勉強をして技術を高めようと努力されている方も多くいますが、**認定医・専門医の資格を有しているから、その技術に長けているという証明ではないこと**だけは認識してください。

　同様に、博士号をとっている歯科医も、それは技量に直接結びつくものではありません。これは大学院で動物実験等の研究を行い、論文を書くことで取得できます。患者さんをたくさん診たという臨床の経験を重ねた評価ではありません。**歯科医の立派な肩書きが、技術と正比例するわけではない**というのが実情です。

定期検診をうながす歯科医院

治療が終わっても、三ヵ月に一度、半年に一度と定期検診に来るようにすすめ、ハガキなどでお知らせしてくれる歯科医院。アフターフォローも万全で、患者さんのことをしっかり考えてくれている歯科医院のように思われますか。

しかし実際に行ってみると、歯科医自身はほとんど診ず、歯科衛生士が歯石を取ったり、歯磨き指導をして終わり、ということはありませんか。歯科医院では**多くの患者さんが足を運んでくれることで、保険の点数が増え、診療費を稼ぐ**ことができます。もちろん予防は大事ですが、もしきちんと治療が終わっているなら、三ヵ月や半年でひどい虫歯ができてしまう、ということはほとんどありません。歯科医自身がきちんと患者さんの歯をチェックしないような歯科医院であれば、それは患者さんをつなぎとめておくため、リピーターを増やすための手段であり、まさしく保険治療の点数稼ぎ。

私はよほどの問題を抱えている患者さんでなければ、定期検診は一年に一度で十分だと考えています。ただし、その際には歯科医師が時間をかけて、しっかりと患者さんの口の中を診て、歯の一本一本をチェックしています。自覚症状もないのに頻繁に歯科医院で検診をしていると、小さな虫歯の発見から、まだ削らなくてもいい歯まで削られてしまうこともあるので、要注意です。

今の日本では、歯科医院の経営がどんどんと厳しさを増しているため、患者さんを多く診ること、売上を伸ばすことが至上命令となっていきます。患者さんを第一と考えるのではなく、**自分たちが生き延びるために、どのような歯科医院経営をするかが、歯科医にとっての最大課題**となってしまっていること、それが現在の歯科業界の現実です。

患者さんのことをいちばんに考えない治療では、当然、患者さんの満足度は高まりません。そのために皆さんが、良い歯医者さんが見つからないと嘆く事態が生じてしまっているのです。

歯を「治せない」現代の歯科医

もうひとつ、実は良い歯科医院が見つからないのには、根本的な原因があります。

患者さんが歯科医に求めることは何でしょう。当然のことですが、それは歯を治すことです。ところがこの歯を「治す」ことに対する認識が、歯科医療においては間違った方向に進んでしまったという現状があります。

ちなみに私が歯科医になってからほぼ二十五年が経ちますが、多くの患者さんを診ていく中で、歯を失ってしまっている人が、本当にたくさんいることを実感しています。日本人はとても真面目な性格ですから、多くの人は自分の歯を「治したい」と、一生懸命に歯科医院に通います。ところが現実には、歯科医院に通えば通うほど、歯は失われていってしまうのです。

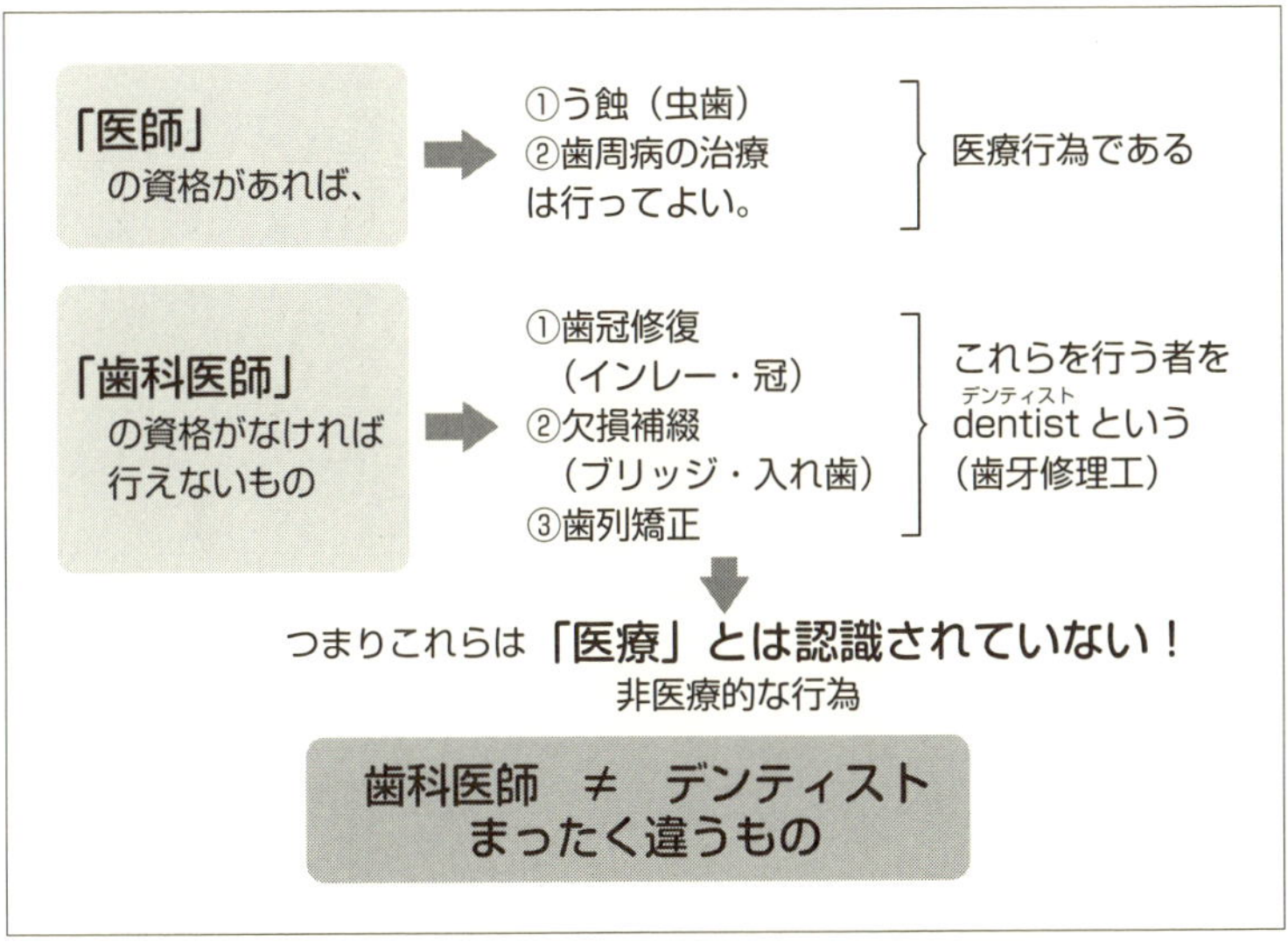
「医師」
の資格があれば、
①う蝕（虫歯）
②歯周病の治療
は行ってよい。
医療行為である
「歯科医師」
の資格がなければ
行えないもの
①歯冠修復
（インレー・冠）
②欠損補綴
（ブリッジ・入れ歯）
③歯列矯正
これらを行う者を
dentist《デンティスト》という
（歯牙修理工）
つまりこれらは「医療」とは認識されていない！
非医療的な行為
歯科医師　≠　デンティスト
まったく違うもの

なぜこのような事態になってしまったのでしょうか。それは**歯科医自身が、歯の治療とは、歯を削り、神経を抜き、歯を抜き、人工物（金属・セラミック・入れ歯・インプラント）を入れることだと考えている**からです。

歯科医は、歯科の〝医師〟であるように皆さんは当然思われるでしょう。でも内科医や外科医といった他の医師との間には、大きな溝があります。何よりも、医師と歯科医とはまったく別の教育を受け、医学部を卒業した学生が医師となるように、歯学部を出た学生は歯科医にしかなれません。

法律も「医師法」と「歯科医師法」とに分かれ、異なる内容になっています。

医師とは病気を治すことがその役割。歯科医自身も自分は歯を治すお医者さんだ、と錯覚してしまっています。ところが基本的な教育がまったく異なり、歯科医を育成する教育には、病気を治すという概念が欠けているのです。きちんと歯科教育を受け、国家試験に合格して、見事歯科医になった先生たち。しかし実はほとんど歯を治すことができず、削って、抜いて、詰めるだけ。それにもかかわらず、自分は歯科医の役割を果たしていると思い込んでしまっています。

歯科医は歯を治さない、と言うと、歯科医である人たちはもちろんのこと、患者さんたちもそんなはずはないと思われるかも知れません。では、考えてみましょう。

歯科医の仕事とはいったい何か。

歯を削る、かぶせる、神経を抜く、差し歯を入れる、入れ歯を入れる、インプラントを入れる、というのが主だったところでしょう。これは果たして、治療でしょうか。

確かに歯の黒い部分、虫歯と思われる部分を削って取ることで、病巣を削除したことになるかも知れません。しかしその後、金属をかぶせたり、痛みがあるからと神経を抜いてしまうこと、また歯が失われた部分に、同じような形をした入れ歯やインプラントを入れることは、本当の医療といえるのでしょうか。

それは喩えるならば、台風に襲われて吹っ飛んでしまった家の屋根を修繕したり、壊れて使い物にならなくなった家を更地にしてもう一度、家を再建するのと同様のこと。「治す」のではなく「直す」ことでしかありません。

実は私にこの真実を気づかせてくれたのは、一冊の本でした。ある歯科医師が書いた本に、そうした内容が書かれていたからです。私に気づきを与えた先生の著書から、一部を抜粋しましょう。

『どんなに歯の治療を受けても、歯は、虫歯や歯周病といった「病気」で抜かれてしまいます。ということは、「治療」を受けても、虫歯や歯周病は治らないということでしょう。（中略）つまり「歯の治療」と考えられていたのは、実は「治療」ではないのです。それは「治している」のではなく、「直している」のです。だから「歯の治療」と考えられているものは、実は「医療」ではなくて「修理」なのです。これでは、歯の病気は治るはずがありません』〔歯科受診の常識・飯塚哲夫著（愛育社）〕

私はこの本を読んで、これまで自分の中でなかなか解決ができなかった問題が、ストンと心に収まりました。今まで自分がどうにも納得できなかったことが、やっと腑に落ちた、とでも言うのでしょうか。

歯科医がこれまでやってきたことは、「直す」ことであって、「治す」ではなかった。またこの飯塚先生の著書から、歯科医は英語でＤｅｎｔｉｓｔといいますが、これは医療とはまったく関係なく、「歯抜き」というのが語源であるのだと教えられました。歯科医という職業は、かつて二百年以上前の時代に歯痛に対処するためには、その歯を抜く以外に方法がなく、その役割を担っていたのが、街の辻で人を集めて痛い歯を抜いてやっていた「歯抜き」だったといいます。そして歯を抜いた後に何らかの入れ歯を作ることを考え始め、「デンティスト」という職業が生まれたのだそうです。

もちろん、歯科医の始まりが街の歯抜きであっても、科学や文明が発達した今の時代にあっては、きちんと医療としての歯科があるはずだと考えられるかも知れません。

確かに現代では歯科学の教育制度が整い、歯科医師は、歯の医療、口腔医療を担う存在として、社会的な地位を確立するに至っています。

しかし、実際に巷の歯科医院で行われている歯科治療は、結局のところ歯を削り、かぶせ物をし、差し歯や入れ歯を作り、といったことが主な役割であり、**多くの人たちが悩む、歯や歯ぐきの病気である虫歯や歯周病を治療するには至っていない**、というのが現実でしょう。だから歯を失ってしまう人が、現代においても次から次へと増えていくのです。

治療で歯はどんどん悪くなる？

今、現実として、多くの人々が本当に自分を救ってくれる歯科医を求めています。皆さんの願いはいったい何でしょうか。
その**究極の願いは、歯を抜かない歯科治療**だと私は考えています。**歯が自然に抜けるまで、保存する努力こそが本当に求められている歯科治療**ではないでしょうか。

これまで説明してきたように、現代の歯科治療は、医療ではなく、歯の修復でしかありませんでした。その結果、小さな虫歯であったものが、削られていくうちに歯は大きく損傷し、かぶせ物をしても何年かするとまた同じ歯に虫歯ができて、痛みが出れば神経が取られて、最終的に歯が失われてしまう。一度歯科治療を受けた歯は、何度か修復を繰り返しつつ、本来の生きる力を徐々に失い、最終的に抜歯、という結果にたどり着いてしまいます。

では、どんな歯科医であれば、あなたの大事な歯を守ることができるでしょうか。

それは、**「修理」ではなく、「医療」を行う歯科医師。歯を「直す」のではなく、「治す」歯医者に出会うこと**です。

ところが、ここで大きな壁にぶつかります。それはまだ現代の医学では、**歯を失う二大原因である虫歯と歯周病が、なぜ起こるかという理由がはっきり解明されていません**。

一般的に虫歯の原因としていわれているのが、虫歯菌による感染です。口腔内に存在する虫歯の原因となる細菌が歯に付着し、食べ物などによって取り込まれた糖を分解し、酸を発生させて歯のエナメル質を溶かし、虫歯ができるメカニズム。

また、歯周病の原因としても口内にある細菌が歯や歯肉溝に定着し、そこから有害物質が発生して、歯ぐきの炎症を引き起こし、ひどくなると歯槽骨を溶かしてしまうといわれています。

虫歯や歯周病を予防するために必要なことは、口内の清浄化。毎日きちんと歯磨きをして、定期的に歯科医院に通ってメンテナンスをしっかりと行い、虫歯が大きくならないうちに治療をしたり、歯の汚れや歯石をとってもらえば、虫歯や歯周病を克服して、歯は一生守られていく……。

果たしてそれは本当でしょうか。

残念ながら、それは真実ではありません。実はそれをいちばん良く知っているのは、歯科医師たち自身です。私たち歯科医が患者さんたちの口の中を見ると、多くの歯を失っている患者さんというのは、ほとんどが何度も治療を受けてきた患者さんたちです。

もともと虫歯や歯周病にかかりやすい条件を持っている人が、何度も診察を受けているうちに、治療の甲斐もなく歯が失われてしまったのか。それとも何度も歯科医院で治療と称して歯を削られているうちに、どんどん歯の状態が悪くなってしまったのか。実は後者であることのほうが、圧倒的に多いと私は考えています。

これは実体験によるものです。かつて私は高齢者施設での訪問治療を行っていましたが、八〇代、九〇代の方々の歯を診察してみると、**若いうちから歯の治療を受けている人ほど歯を失う確率が高く、あまり歯の診療を受けていない人ほど、歯が残っている**、という現実を目の当たりにしました。

もちろん、歯が悪くないから診療を受けず、その結果、歯が多く残っている、という考え方もあるでしょう。しかし歯を治療したにもかかわらず、歯の健康が維持できなかった人たち。それはまさしく、**歯科医の治療では歯が残せない。虫歯や歯周病の治療といわれているものは、本当は治療ではな**

く修理に過ぎず、修理した部分がまた新たな問題を起こし、より悪い方向へと進んでしまう、ことによるのだと考えられます。

これまでの一般的な歯の治療といわれているものでは、虫歯や歯周病を治すことができない。それが私がこれまで多くの患者さんを診てきて至った結論です。

医療の視点から考える歯科治療

これまでの歯科治療では、歯の病気を治すことはできず、修理を重ねることで、その本体は徐々に弱体化し、最終的には歯の神経が取られたり、歯が抜かれたりして、大事な歯の命が失われてきました。また、こうした行為を、多くの歯科医が治療だと思い込み、日々患者さんと向き合っていました。そのため、人々の口の中から歯がどんどん失われてしまうという現実がそこにありました。

また、日本の歯科医は厳しい経営環境にさらされる中で、患者さんを確保するために、むしろ多くの患者さんの大切な歯を抜いて、保険治療ではない高額な入れ歯やインプラントを埋め込むことで、収入を確保することができれば、これ幸い、ということでしょうか。

患者さんのことを考えるよりも前に、自分たちの経営を考える、そこが現在の歯科業界の大きな問題です。

「治す」のは
生きている「細胞」

- セラミック・金属・レジン
- 入れ歯・インプラント
- 神経を取ってしまった歯の内面
- 顕微鏡
- デンティスト

に「治す」作用はありません！

しかしそこには患者さん自身の問題もあります。歯を失いたくないという思いはあっても、同時に歯は抜かれてしまっても仕方がない、そうした思いがあるからです。

そこでもう一度、医療としての歯科治療を考えてみましょう。虫歯や歯周病は本当に治すことができない病気なのか、ということです。

残念ながら、**今の医療では、虫歯や歯周病の原因の真実がすべて解明されているわけではなく、こうした病気を歯科医師が完治させることはほぼ不可能**です。それはさまざまな文献でも指摘されています。予防に歯磨きの大切さがいわれていますが、単に歯磨きだけを一生懸命行っても、完全に病気を予防することは不可能なのです。

しかし、虫歯や歯周病になった歯を守ることはできます。それは、歯を「直す」のではなく、「治す」

治療を受けること。また、**歯は人間の生体の一部ですから、自分で治そうとする「自然治癒力」があります。**たとえば歯のいちばん外側のエナメル質では、虫歯菌によって歯が溶けてしまっても、口の中の唾液によって再石灰化が行われ、再び健康な歯になることができます。神経が炎症を起こしていても、早期に適切に処置を行えば、腫れや痛みも改善に向かいます。また、歯ぐきの中で化膿してしまった状態であっても、自分の体が細菌と闘って、正常な状態に戻す力を持っています。

体のさまざまな病気を考えてください。医師にかかって治療を受けますが、最終的に病気を治すのは、自分の体の持つ自然治癒力にかかるところがとても大きいのです。体力を回復して、病気と闘う力が付くことで、体は改善していきます。

自分の体も歯も、治すことができるのは、最終的には自分の体内の細胞の働きによるものであること。それをしっかりと自覚して、歯の治療においても、歯科医も患者さん本人も、体の健康を意識した処置が必要となります。

この視点をこれまでのほとんどの歯科医は持っていないことが、歯科医が「治す」治療を行えない大きな原因であると思います。

こうした問題を考えてみると、本来あるべき歯科医の姿というのは、患者さんの体と向き合って治療を行っていく「歯科医師」としての役割をきちんと果たしていくことです。

それをまとめると次のようなものになります。

・患者さんの体をトータルに考えた、歯科医療を行う。

・生体の一部である歯を守ることを常に念頭においた治療を行う。

・患者さんの意見に耳を傾け、共に治療を行う姿勢を大切にする。

私はこうした歯科治療を行ってこそ、本来の歯を「治す」ことができると考え、歯科医師としての役割を果たす治療を実践してきました。

その結果、私が行う歯科治療には、他の歯科医とは大きな違いがあります。それは、

・カウンセリングに時間をかけ、患者さんが納得のいく治療を行う。

・麻酔をしない治療を行う。

・歯を抜かない治療を行う。

・生体を傷つけるインプラントをしない。

というものです。

キレイな歯科医院、親切な歯科医、定期検診をすすめる歯科医院、こうした一般的に良いと思われている歯科医院では、残念ながら虫歯や歯周病を「治す」治療はできません。本当に理想的な歯科医は、**患者さんの口の中のトラブルときちんと向き合い、患者さんと共に歯の健康を目指し、そして歯を保存する治療を行って、一生自分の歯でしっかりとものを食べられる人生を作ってあげることで**す。

そんな理想の歯科医となることは、実はけっして難しいことではないのです。ただ、患者さんと共に大事な歯を守ろうという熱意が求められるだけなのです。

【第1章のポイント】
◎これまでの常識では、良い歯科医院は見つからない。
◎本当の歯科治療とは、「直す」のではなく「治す」こと。
◎歯の病気も根本的に治すのは自分自身の自然治癒力。

歯医者のひとりごと①

脳神経外科医の太鼓判

私の歯科医院には、なかなか個性的な患者さんたちが来院されています。医療関係者、医師の先生方も来院され、その中でも極めてユニークな脳神経外科の先生がいらっしゃいます。

何がユニークかといえば六〇代のその先生、物心がついてから歯を磨いたことがない！　と言うのです。その言葉どおり歯にはたくさんの歯石、食べかすがこびりついていますが、本人はまったく気にする様子もありません。

この先生には何本か虫歯がありましたが、それは歯が酸で溶けたというより、欠けて虫歯になったという状態で、歯ぐきはとても健康的な色をしています。私は常々歯磨きだけでは虫歯や歯周病を予防できないと考えていましたが、さすがに歯磨きをまったくしていない人に出会ったのはこの先生が初めてでした。そしてこの先生の口の中を見て、歯磨きをしなくても十分に健康な歯をたくさん維持できていることで、その考えが間違いでなかったことを実感することができました。

さらに先生に「なぜ歯磨きをしないのですか」とたずねると、さすがに医師らしい答えが返ってきました。「口の中の細菌をすべてなくすことは不可能なので、歯磨きをしても無駄だ」と言うのです。たとえば鳥インフルエンザを防ぐために、病気になった鳥をすべて殺しても、また新しいウィルスが生まれて新たな病気が発生する。田畑でも雑草が生えないようにと農薬をたくさん撒けば、それは他の植物にも影響を及ぼしてしまう。自然界でずっと生き延びてきた菌を、人間の力で抹殺することは不可能であり、人は菌と共存するしかないのだと話されました。医療の最前線で活躍される先生の説得力のあるこの話に、私も大いに共感しました。また、この先生は私の麻酔をしない治療のよき理解者の一人でもあります。先生は手術をされるときの経験から、全身麻酔をするよりも局所麻酔のほうが感覚が戻りやすく、回復も早いなど、体にとって麻酔がもたらす弊害を実感されていて、麻酔を使わない歯科治療こそ本来の歯科治療だと、太鼓判を押してくださいました。

さらに「世の中には名医はいない。俺は迷医だ」という先生の言葉が、私の心に強く残っています。この先生は脳神経外科ではかなり著名な先生なのですが、それでも自分は名医だなどとおごるのではなく、常に患者さんのためにいちばんいい治療法は何かと迷っている、だからいつも勉強をするし、考える、「迷医」であることをいつも大切にしたい、とおっしゃいました。私はその言葉に感動し、私も「歯科の迷医」を目指したいと思いました。

さまざまな患者さんとの出会いから、私もたくさんのことを学ばせてもらっています。

第２章

口の中の真実が見える歯科治療

～顕微鏡治療のすごい実力～

自分の歯をちゃんと見たこと、ありますか？

☆アキコさん（女性・36歳）の場合

歯医者嫌いのアキコさんが、悩んだ末にたどりついたのがはしもと歯科。『あなたの大切な歯を残すことに最大限の努力と最新の治療を行います』と書かれているホームページに興味を持って、電話で予約をとり、さっそく訪れました。

「では、ちょっと口の中の様子を診てみましょう。こちらの椅子に座ってください」

先生とのカウンセリングでいろいろと説明を聞いた後、アキコさんは診察室の奥の部屋に案内されました。

「この椅子ですか？」

なんだかいつも行っていた歯科医院の治療椅子とは様子が違います。ちょうどアキコさんの顔の上に、大きなカメラのようなものが設置してあります。不思議そうな顔をしているアキコさんに、先生が笑いながら言いました。

「これが歯科治療用の顕微鏡です。驚くくらいお口の中がよく見えますよ」

「へぇ～、そうなんですか。面白そうですね」

「ちょっとお口の中を覗いてみましょう」

アキコさんは椅子に座って大きく口を開けると、顕微鏡のレンズが降りてきて口の中を照らしました。しばらくすると、先生が声をかけました。

「お疲れ様。ちょっとモニターを見てください。お口の中の状態を見てみましょう」

椅子の前にあるモニターには、大きく口の中が映しだされていました。

「えっ、これが私の歯ですか。自分の口の中なんて、初めて見ました。ずいぶんきれいに見えるものなんですね」

「ええ、患者さんは皆さんそうおっしゃいますよ。ほら、この奥歯が黒ずんでいるでしょう。痛みの原因はおそらくこの歯ですね」

「あっ、ほんとだ。かなり大きいですね。これはかなり削らなきゃ、ダメそうですね」

アキコさんはモニターを覗きこみ、自分の虫歯を目にして、不安な気分になりました。

「大丈夫ですよ。これ、八倍に拡大した映像ですから大きく見えますが、それほどひどくはありませんよ。治療している映像も記録しますので、どんな治療をしているか、後でお見せしますね」

「よろしくお願いします」

歯科治療に顕微鏡を使っている歯科医院は、まだそれほど多くありません。しかし実際にその治療を経験した患者さんは、例外なく驚きます。自分の口の中の世界をこれほどはっきり見ることができるなんて……。百聞は一見にしかず。知ることは、自分自身の歯と向き合うための、大切な第一歩。歯科医師と共に、積極的に治療へ参加する気持ちが芽生えます。

顕微鏡で覗くと何が見える？

私の歯科医院を初めて訪れた方たちが皆さん驚かれるのは、歯科用のマイクロスコープという顕微鏡です。私はこの顕微鏡を使って患者さんの口の中を覗き、治療を行っています。

これで何が見えるかというと、何倍にも拡大された口の中。そこにはまるで違う世界が広がっています。拡大して見る、ということは大きく見えるだけではありません。**これまで肉眼で見えなかったものまでも見えてくるのが、この顕微鏡のスゴイところです。**

肉眼で見えないものが見えてくる、それがどんなことなのか、私は患者さんに千円札を出して説明

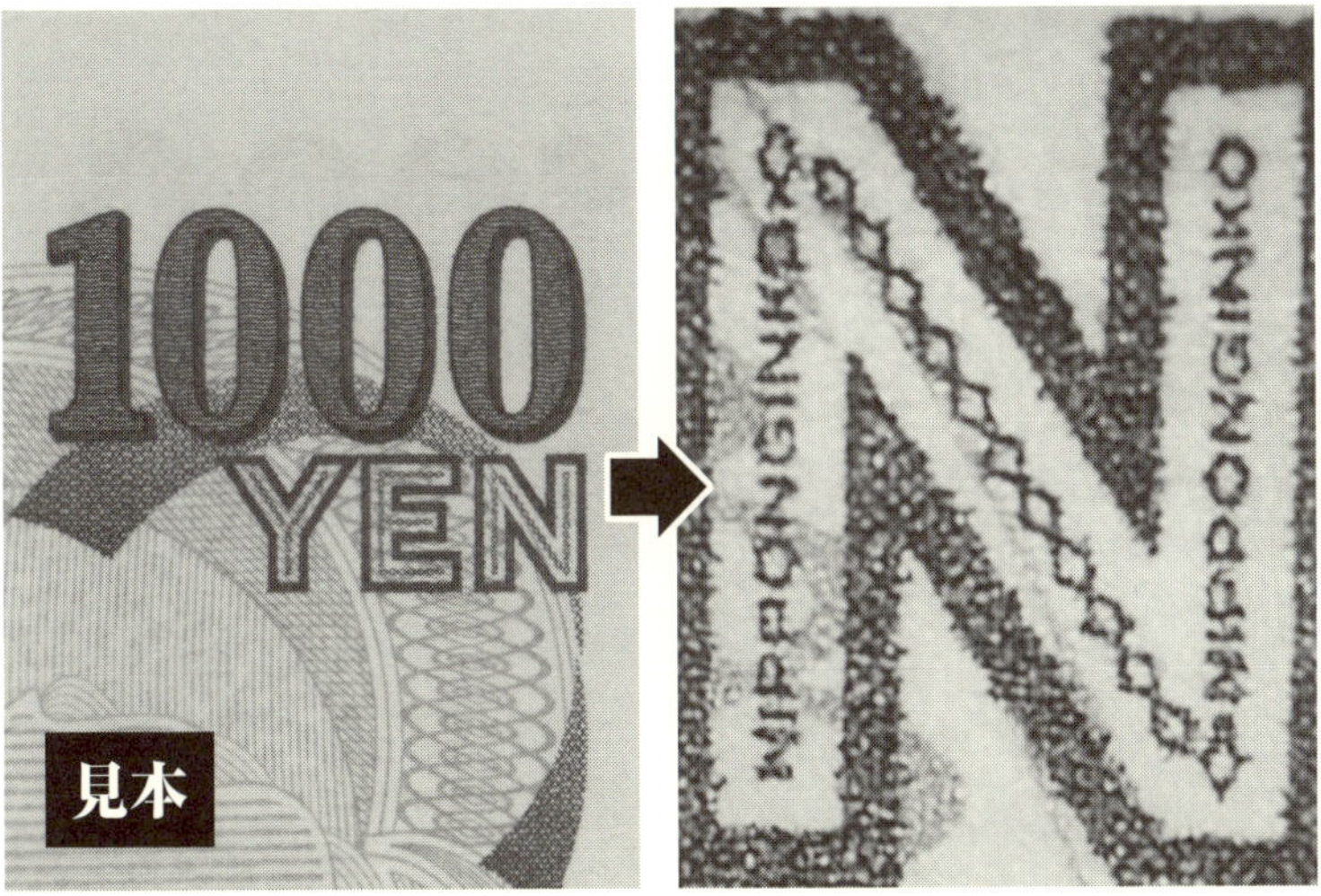

Ｎの文字の中に「ＮＩＰＰＯＮＧＩＮＫＯ」の文字がはっきり読み取れる

しています。千円札の裏、富士山が描かれている面の右上に、『１０００ＹＥＮ』という文字があります。これをじっくり見てもらいます。しかし肉眼ではそれ以上には何も見えません。ところがこの文字を虫眼鏡などを使って拡大して見ると、なんとＮの文字の中には「ＮＩＰＰＯＮＧＩＮＫＯ」という文字が浮かび上がってきます。どんなに目がいい人でも、ここにこんな文字があることに気づくことはほとんどないでしょう。これこそが肉眼では見えないけれど確かに存在するものを、視覚で捉えることができる顕微鏡の世界です。

　そして口の中も同様。**顕微鏡を通してこそ、確かにそこにはあるのに肉眼では発見できなかったさまざまなものが見えてくる**のです。そこには新しい世界が広がっています。

　顕微鏡を使った医療というのは、歯科以外の世界では広く普及しています。脳神経外科の外科手術などでは術野を拡大して捉えて手術を行っています。現在ではこうした、体の一部を拡大して手術を行う技術は、脳神経外科のみならず、眼科や耳鼻科においても導入されています。

当然、細かな部分まで目が届き、繊細な技術が求められる歯科治療においても、顕微鏡は大きな力を発揮します。**実際に歯科治療に活用することで、これまでの治療の技術を格段に進歩させる可能性を持つのが、この顕微鏡を使った歯科治療**です。

顕微鏡治療の実力

当院では平成十七年から歯科医療用のマイクロスコープを導入し、現在ではほとんどすべての治療がこの顕微鏡下で行われています。

まだ当院を訪れたことのない方たちのために、この顕微鏡の使い方を簡単に説明しましょう。顕微鏡は歯科用の治療椅子に備え付けられています。患者さんには一般的な歯科治療と同様に仰向けに椅子に座った姿勢になってもらい、口の上方の位置に当てられた顕微鏡を通して歯科医が患者さんの口の中を診るようになっています。

顕微鏡を通して治療を行ったときの、いちばんの大きな特徴は口の中の状態が大きく見えることで

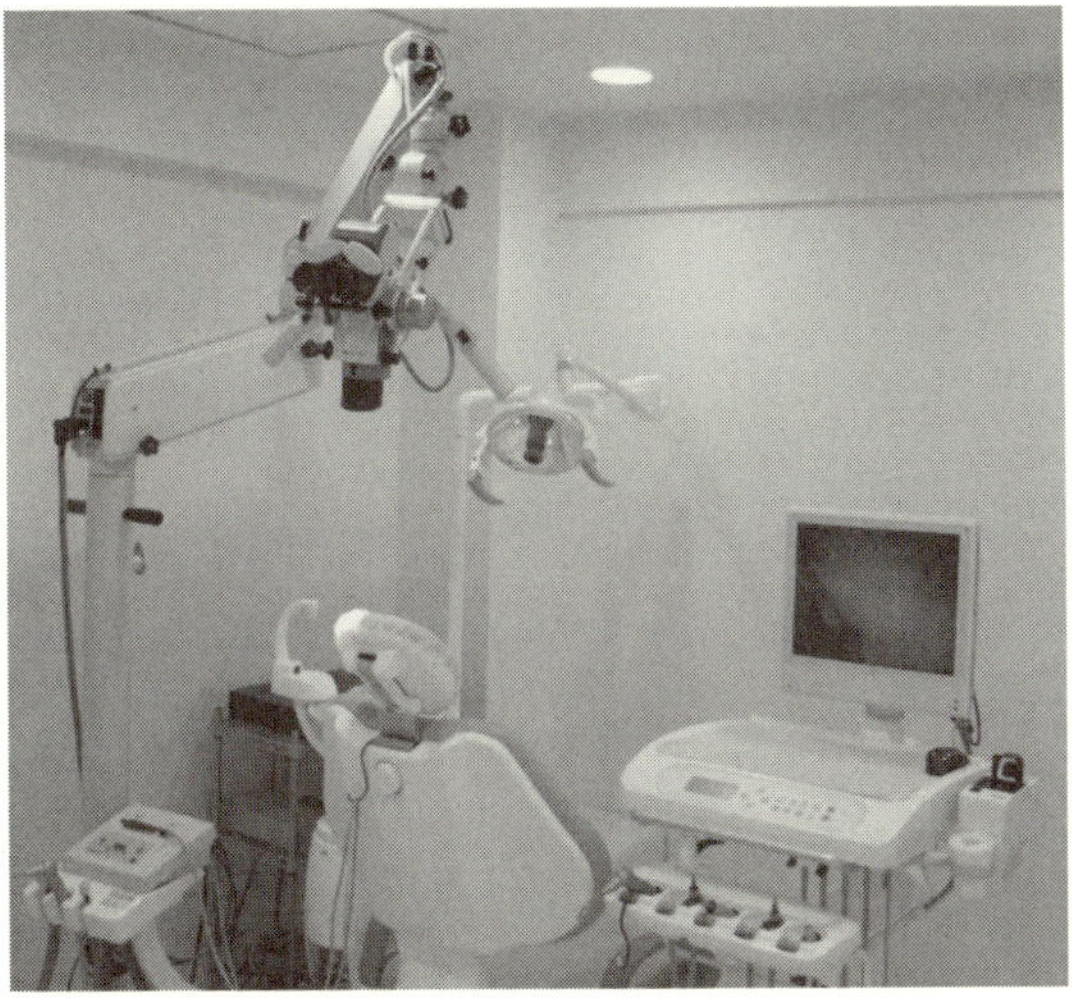

当院で導入しているマイクロスコープ

す。それは先ほど千円札の例でも説明したように、見えないものまで見える、ということです。

歯科医の目から見ると、これまで肉眼で見てきた患者さんの口の中とは、まったく違った世界がそこに存在します。これまで見えなかった一歯一歯の状態から、歯のまわりにこびりついた汚れ、歯石のつき方、虫歯がどれくらい広がっているかが手にとるようにわかります。

特に歯と歯が接している部分、口の奥側にある部分は、ほとんど肉眼では見ることができませんが、顕微鏡と歯科用ミラーを上手に使えば、細部まで視覚で捉えることができます。顕微鏡を使って患者さんの口の中を詳細に調べれば、痛みや違和感を訴えていない場所の小さな虫歯を発見することも多くあります。

さらにこれまで行われてきた歯科治療が、真実が

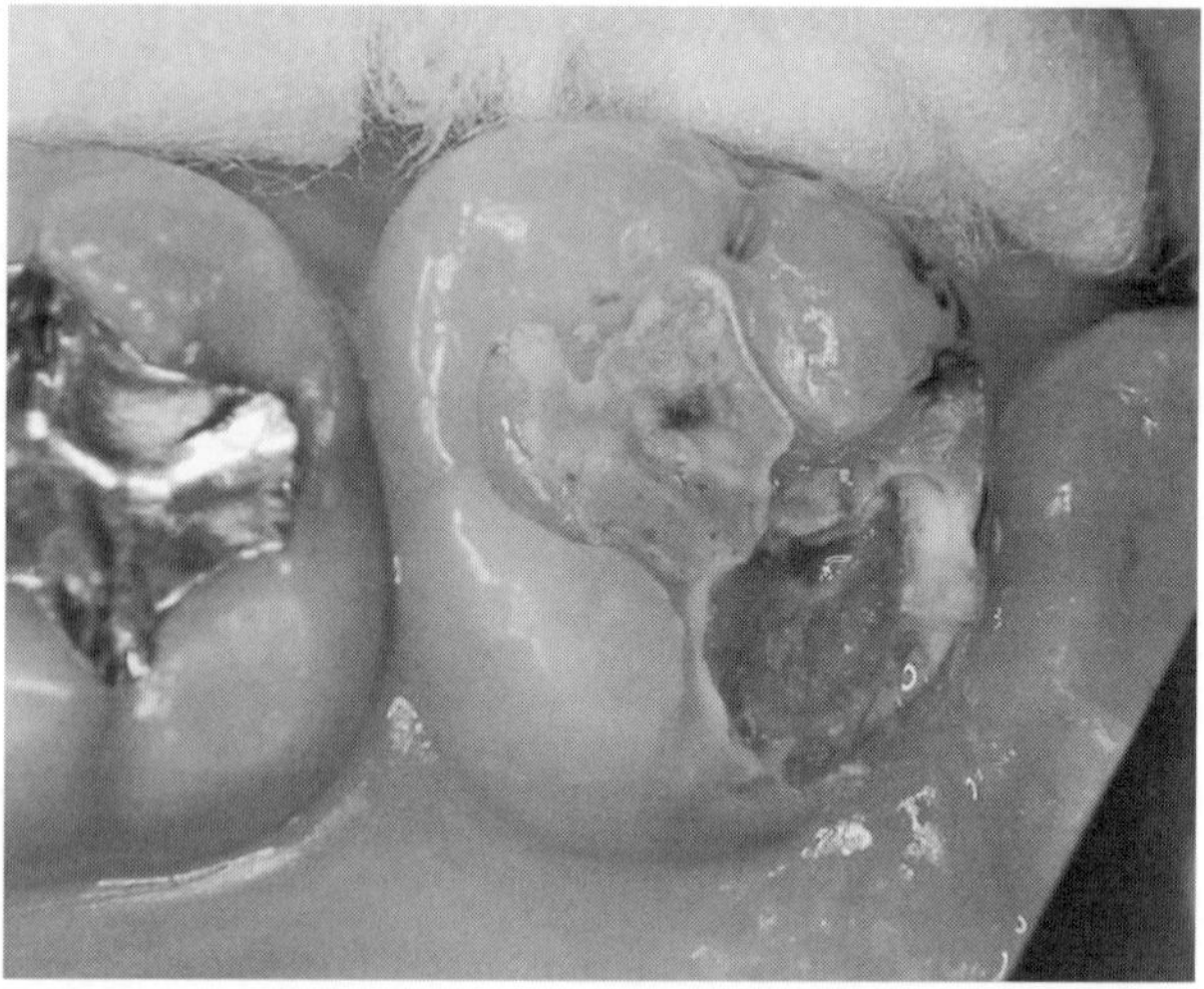

顕微鏡を使うと虫歯の穴もハッキリと観ることができる（左上奥歯）

見えていない、肉眼レベルの治療であり、いかに適当なものであったかもわかります。そして見えることによって、今までの歯科常識と教えられてきたことに矛盾を感じるようにもなります。顕微鏡で拡大してみると、以前、治療が行われた詰め物やかぶせ物をされた歯が、ほとんどの場合きちんと接合されず、隙間があることがわかります。肉眼では気づくことのないような隙間ですから、歯科医はきちんときれいに装着したと思っているのでしょうが、実は隙間だらけの雑な修復だったというわけです。

顕微鏡治療では特に力を発揮するのが、根の治療を行うときです。一般的な歯科治療で使われる照明は患者さんの顔に斜めにライトを当てますが、顕微鏡治療では、ライトがレンズの上部に設置されているため、歯科医が覗き込む位置からライトを当てます。影が出にくく、また光量も十分にあるため、口の中と歯の細部にまで光が届きます。その結果、歯の奥の根の中を治療する際にも、しっかりと視覚で捉えながら治療をすることができます。

これまでの根の治療では、歯科医は手の感触を頼りに手探りで根の奥の汚れを掻きだしていました。喩えていうなら、排水口の掃除を光の当たらない真っ暗な中でやって、周辺の汚れを適当に掻きだし、なんとなくこれでいいかと済ませているのがこれまでの根の治療で、見えないのですから取り残しの可能性が大きくなります。しかし顕微鏡を使えば、大きく排水口が拡大されて、そこに上から光を当てて奥までライトで照らし、目で確認をしながら、汚れが取れるようにきれいに掃除ができる、それほどの違いがあります。

光を十分に当て、**拡大して歯や根の治療を行えるため、細部のトラブルまで見逃さず、完璧に近い治療**を行えます。

直径一センチの歯と、直径五センチの歯を治療するとしたら、どちらが細かい部分にまで目が届き、ていねいな治療ができるかを考えてみてください。自ずとその精度の違いがおわかりいただけると思います。

患者さんと共に考える治療

歯科用の顕微鏡にはカメラが接続されているのも大きな特徴です。**治療のすべてを動画、静止画の画像で録画できる**ことはとても大きな利点なのです。

これまで自分の歯の状態、口の中の様子を見たことがある、という人はどれくらいいるでしょうか。歯科医院で診療をしても、レントゲン写真で自分の歯の状態を見ることはあっても、リアルな自分の口の中を見たことがある人は、あまりいないのではないでしょうか。

私の歯科医院に来られた方も、顕微鏡で捉えた自分の口の中をお見せすると、皆さん「自分の歯はこんなになっていたのか」と誰もが驚かれます。自分で自分の歯の状態を知ることはとても大事なことです。

これまで、歯科医院で歯の治療をするときに、歯科医にすべてをゆだねてしまうのは、自分で自分の口の中を見ることができなかったからではありませんか。自分の歯を見たこともなければ、この歯はこうしてほしいというしっかりとした考えを持つことができません。だからすべてを知っていると思って、歯科医に任せるといった考え方をしてしまったのも当然でしょう。

でも口の中の状態をきちんと自分で知ることによって、今、自分の歯や歯ぐき、口の中の修復物は

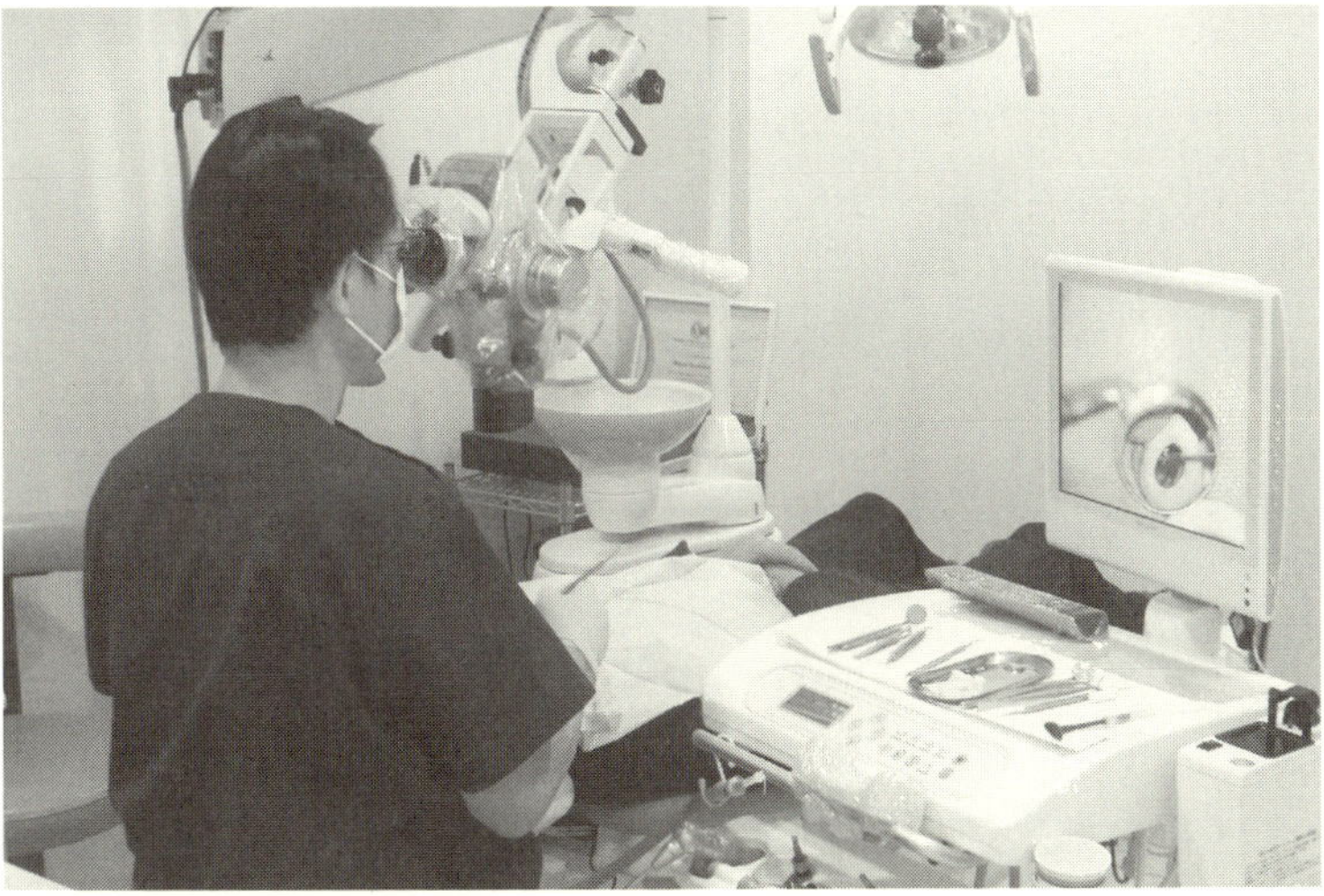

顕微鏡治療の様子を記録し、モニターで患者さんにお見せして説明する

どうなっているのか、**何が問題なのか、どのように治療をしたいのか、といったことを自分の頭で考えることができる**ようになります。

さらに顕微鏡治療では、動画も録画することができるので、どのような治療が行われているかも把握することができます。これは**歯科医にとっては、自分の技術をすべて患者さんにお見せする**ことにもなるわけですから、正直、かなりのプレッシャーです。しかしだからこそ、患者さんに見せても恥ずかしくない技術、信頼してもらえる技術を提供することにもなり、それだけ歯科医も責任のある治療を行わざるをえないのです。

あわせて言えば、私は自分自身で行った治療を動画で何度も見直しています。自分の技術を見直し、より良い治療を行うためにはどうしたら良いかを考える教材とするためです。より良い治療を患者さんにしたいという思いから、私は自分の治療の画像を通して、さらなる技術の研鑽に励んでいます。

記録に残すことの意味

これまで一般の歯科医院で患者さんを診るときは、レントゲン写真は撮っても、わざわざ映像や写真で患者さんの口の中を撮ることはほとんどされていませんでした。時間も手間もかかるし、面倒、というのが歯科医たちの本音かも知れません。

しかし**写真に撮るということは、治療前、治療後の状態をしっかりと記録に残す**こと。それは歯科医が治療を行う上での重要な情報となります。

一般の歯科医院で、治療の際に「前回より良くなっていますよ」などと言われたことはありませんか。でも一日に何人も患者さんを診ている歯科医が、あなたの以前の歯や歯肉の状態を果たして覚えているでしょうか。よほど天才的な記憶力を持った人でもなければそれは無理でしょう。たとえカルテを見て自分が行っている治療の内容は思い出したとしても、具体的な歯の状態、あるいは歯ぐきの腫れや炎症、締まり具合、色合いなどの記憶を呼び戻すことはできません。でも写真を見れば一目瞭然。わざわざ記憶の糸をたどらなくても、そこに映しだされた画像こそが、過去の真実を示しています。

治療の経過を歯科医自身が把握することで、**さらにどんな治療を行ったらいいか、これまでの治療の成果がきちんと出ているかを知り、考える**ことにつながります。

これは患者さんにとっても治療経過を把握しながら、自分の歯への理解を深め、治療に積極的に参加するためのモチベーションを高めることにもなるでしょう。

自分の歯の状態の経過を知ることで、たとえば、今は強い痛みがあっても、これをきちんと処置すれば、痛みがひくとか、歯ぐきが今はこういった状態だから違和感があるといったことなど、自分の痛みや不快感の理由に納得することができるからです。

何が原因で痛みがあるのかがわからない不安感と、原因がわかっている痛みでは、同じ痛みでも心理的な作用は大きく違います。**原因がわかっている痛みであれば、治療にも積極的な姿勢で、安心して受ける**ことができます。

また写真に残すということは、患者さんの歯を長い年月見守っていくためにも役立ちます。私の歯科医院では、顕微鏡に接続されたカメラで撮影された画像を、治療前、治療後、さらに何年にもわたって保管しています。久しぶりに検診に来られた患者さんでは、以前の口の中とどのように状態が変わったかを比較するようにします。そうするとちょっと不安材料があった歯が、意外と変化なく頑張っていることや、歯ぐきの状態がどう改善したか、あるいは悪化したことなども一目でわかります。

長く一生自分の歯と付き合っていくために、治療の経過や、歯や口の中の状態をしっかりと画像で記録しておくことはとても大切なことです。

顕微鏡治療でわかったこと

皆さんは歯の治療を受けるときは、歯磨きをしてからいらっしゃるのではありませんか。しかし私は、その必要はないと考えています。ちなみに当院の洗面所の前に「治療前の歯磨きはなさらなくて結構です」と書かれたプレートを置いております。なぜかといいますと、治療前に歯磨きをしても、残念ながら顕微鏡で覗いたお口の中は、まだ食べかすや汚れがたくさん見えるからです。だからわざわざ治療前に歯磨きをしても、しなくてもそんなに変わりはありません。普段行っていれば十分です。

また、患者さんによっては、これから歯の治療を受けるからと、直前に一生懸命に歯を磨きすぎて歯肉を傷つけてしまうこともあります。それを避けるためという理由もあります。

私は顕微鏡治療を始めてから、歯磨きが虫歯予防や歯周病予防に果たす役割を疑うようになりました。どんなに歯磨きをしっかりしたと思っても、肉眼では取りきれたように見えますが、口の中の汚れは完璧に取ることは不可能です。それは顕微鏡で覗くとよくわかります。もちろん細菌はミクロの世界ですので顕微鏡を通しても見ることはできませんが、それ以前に歯の汚れは歯磨きで完全に落とすことができないので、虫歯菌や歯周病菌がなくなるはずはけっしてないということがわかったからです。それは歯間ブラシや糸ようじを使っても同様です。

一般の歯科医院では熱心に歯磨き指導が行われ、歯科衛生士さんから、磨き残しを注意された経験のある人も多いでしょう。しかしそれは目で見えるレベルでのお話で、実はきれいに磨かれているとほめられた場所でも、顕微鏡で覗けば磨き残しがたくさんあったりします。

むしろ顕微鏡で見ると、歯の磨きすぎと歯石の取りすぎで、歯や歯根が削られてしまっているような状態を目にすることもあります。特に差し歯やかぶせ物をしている部分に汚れが残ると虫歯になると、懸命に歯磨きをしすぎて、歯を傷めてしまっていることがあります。それでは本末転倒です。

歯磨きがまったく必要ないのではなく、正しい歯磨きをしなければ歯磨きには期待するほどの効果はないということです。では正しい歯磨きは何かというと、歯科医がきちんと歯ぐきの状態をチェックして、傷ついたりすることなく、歯の汚れがとれ、歯周組織の炎症が改善されて健康な歯ぐきが保たれるような歯磨きです。

一般的に、歯をよく磨いて、虫歯や歯周病を予防しましょう、とよく言われますが、**完全な歯磨きなどは不可能であり、歯磨きだけで虫歯菌や歯周病菌を無くす**ことはできません。歯磨きだけをしっかりすれば、歯の健康が守れると考えるのは、過信にすぎません。

歯科で顕微鏡治療が広まらない理由

これまで行われてきた歯科治療を革新的に進歩させる可能性を持った歯科用の顕微鏡ですが、残念ながらまだ顕微鏡を使った歯科治療を行っている歯科医院はほんのわずかしかありません。

歯科業界における顕微鏡治療の歴史をひもときますと、もともと医療用に開発されたものが歯科用に改良されたのが始まりです。実際に歯科医療の現場で使われるようになったのはアメリカが最初で、一九九一年頃のことだったそうです。その後アメリカ国内では普及が進み、多くの歯科医院で顕微鏡が導入されました。特に歯の根の治療を行う専門医には、一九九八年より顕微鏡を使って治療をすることが義務付けられています。

ところが日本においては、この顕微鏡を使った歯科治療はいっこうに広まらず、二〇〇九年の普及率はわずか二・九%といわれています。

歯科治療において、口内が極めてよく見えることは治療の技術を高めることに直接結びつきます。それは患者さんにとって、より良い治療を受けられることでもあります。しかし**顕微鏡治療が臨床の場で使われるようになってから二十年以上の歳月を経ても、いっこうにこの治療法が広まらない**のは、実は歯科医の立場から積極的に導入しづらい、したくない、いくつかの理由があるためだと考えられます。

皆さんが一般的に歯科治療を受けるのは、街の開業医だと思いますが、こうした歯科医院で顕微鏡治療が積極的に取り入れることが難しい、大きな理由のひとつは価格です。歯科顕微鏡の価格は一台数百万円もするものが一般的です。個人の歯科医院ではこれだけの設備投資をするのには、大きな覚悟がいる、ということでしょうか。

こうして高額な医療機器を導入しても、それで収入がどんどん増えていけば、多くの歯科医院は積極的に顕微鏡を導入すると思います。しかし現在の保険の制度では、顕微鏡治療を行っても残念ながら保険点数が増えるわけではありません。虫歯を削って何点、詰め物をして何点という保険点数は変わらず、顕微鏡を使って治療を行ったからと点数が加算されるわけではないのです。ということは**設備導入による歯科医院の収入面のメリットは、ほとんどない**と考えられてしまいます。

しかも顕微鏡を覗けば歯の状態が鮮明に見えるのですから、細かい部分までしっかりとその状態が把握できます。ですから自然と治療もていねいに行われることになります。すると一人の患者さんに対する診療時間が、二倍にも三倍にもなってしまい、収入が増えるどころか減ることになってしまいます。

こうした背景とともに、一般の歯科医師が顕微鏡治療に積極的になれないのは、自身の技術の問題もあります。大きく見えるのだからやりやすいだろう、簡単に治療ができるだろうと思われるのは大間違い。実は口の中の細部まで見えるために、作業も細やかになります。そのため集中力と根気が求められる作業となります。しかも時間がかかるために体力の消耗も大きく、歯科医師にかかる負担は相当のものです。

さらに顕微鏡治療では、肉眼ではなく顕微鏡を通して口内を覗くため、距離感が異なってくるので、それを体で覚えていくことも必要です。特に歯科用ミラーを使っての治療が多くなりますが、これは鏡には反対に映るので、手の動作も逆になります。そのため常にトレーニングを積むことが求められます。

それだけの覚悟をして取り組まなければならないのが、顕微鏡治療です。歯科医師にとっては、実際に**治療を行うまでには準備も必要であるし、治療を行う際には肉体的な負担が大きい。**たとえ患者さんにとってこれがベストな治療であることがわかっていても、なかなか導入できないのが普及を拒む大きな要因だといえましょう。

しかしそれは患者さん本位ではなく、歯科医師にとっての価値を優先した考え方だともいえます。

実際に見ようと努力すれば見えるものを見ず、肉眼で捉えられるものの世界で安住し、あるいは見えなければ手探りでやればいい、それが当然だ、それが歯科の治療だと考えている歯科医師に、患者さんにとって本当に必要な治療を提供することは難しいでしょう。

【第2章のポイント】

◎肉眼で見えないものが見えるのが顕微鏡治療。

◎画像を見ながら患者さんが治療に参加できる。

◎歯磨きだけでは虫歯や歯周病は予防できない。

歯医者のひとりごと②

歯医者は歯磨き嫌い

皆さんにとっては意外と思われるかも知れませんが、歯科医師でそれほど歯磨きを丹念にする人は多くありません。学会やセミナーに行っても、昼食後に歯磨きをしている歯科医を私はほとんど見たことがありません。私自身も、昼食後には歯を磨きません。朝晩は一応歯を磨きますが、磨くときもシャカシャカシャカと適当に済ますこともあります。それでも失った歯は一本もありません。

私の歯科医院では、他の歯科医院と同じような歯磨き指導というのは行っていません。本章でも書きましたが、ひとつには、私が顕微鏡治療を始めたことで、わかってしまったこと。一生懸命に歯を磨いたとしても、けっして口の中の細菌を撲滅することはできないという事実です。いつも口の中は食べかすや食べ残しがいっぱいあり、さまざまな菌と共生しながら、私たちは生きているのです。虫歯や歯周病は、生活習慣や体のバランス、ストレスなどさまざまな要因が考えられ、つまり何が原因かということがはっきりとはわかりません。ちなみに歯磨きだけで一生歯が長持ちしたとか、歯周病が治ったとかいう論文や本は世界中に一冊もありませんし、見たこともありません。

歯はきちんと治療することが第一。補綴物が不適合だったり、根の治療が十分にできていなかったりするのに、歯磨き指導をしてメンテナンスをしても意味がないと考えています。

また虫歯予防、歯周病予防、歯ぐきを健康にするとテレビCMで謳う歯磨剤も、ほとんど効果はありません。磨いた後、すっきりさっぱりする程度でしょうか。もし効果があれば、皆さん真面目に一生懸命歯磨きをしているのですから、当然、歯科の患者さんは減っていくはずですが、実際には虫歯の患者さんも、歯周病の患者さんも相変わらず多いのがその証明です。

さらに歯磨剤には、口の中の細菌を殺すための強力な殺菌剤やシャンプーと同じ発泡剤が含有されています。もともと人間の唾液には、口の中の食物を分解・消化する消化酵素であるジアスターゼが大量に存在するのですが、その生きた酵素をも歯磨剤の中に含まれる殺菌剤が殺してしまいます。歯磨剤は、けっして体に良いものではありません。

朝昼晩、食後に行う歯磨きは、虫歯や歯周病予防というより、食べかすが付いた歯を他人に見せて不快にさせないためのエチケット程度に捉え、歯や歯ぐきを傷つけるほどに磨きすぎないこと。歯磨剤を付けずに唾液を利用した歯磨きのほうが安全で、十分効果があると私は考えています。

第３章

麻酔をかけない歯科治療

～生体反応こそが真実を語る～

麻酔をしなくても治療はできる

☆アキコさん（女性・36歳）の場合

はしもと歯科に治療に訪れたアキコさん。顕微鏡で口の中の様子をチェックすると、虫歯が見つかりました。

「では、少し削りますね。うちでは麻酔をしませんけど、大丈夫ですよ」

先生は顕微鏡を覗きながら言いました。

「えっ、麻酔はしないのですか？　私、痛いのが苦手なんです。麻酔をしてくれたほうが安心なんですけれど……」

アキコさんは思わず不安そうに言いました。

「少しずつ削っていくので、ほとんど痛みは感じませんよ。痛かったらちょっと手を上げて教えてください。すぐに止めますから。痛いと感じるところは、まだ歯が生きている証拠です。歯を削り過ぎないためにも、歯の声を聞くのは大事なことなんですよ」

「そうですかぁ？　でも先生、痛かったらホント、すぐに止めてくださいね」

麻酔をしないで歯を削るのは、アキコさんにとってはじめての経験です。ちょっとドキドキしながら、治療が始まりました。最初はタービンを使って、キーンという音がしながら、少しずつ歯が削られていく感触がします。

「あっ」

「ちょっと痛みを感じましたか？」

先生は手を止めてたずねました

「少し感じましたが、我慢できない痛みではありません。続けてください」

アキコさんは答えました。

「それではあとは、手で優しく虫歯の部分を削っていきますね」

先生はタービンではなく、手用器具を使って手で歯を削り出しました。カリカリとひっかくような感触が伝わりますが、ほとんど痛みはありません。しばらくその処置が続きました。

「はい、虫歯の部分はきれいに取れましたよ」

先生は顕微鏡から顔を上げて、アキコさんに言いました。

「えっ、これで削れたんですか。ほとんど痛みは感じませんでした。不思議だわぁ」

「映像で確認しますか。ほら、黒かった部分がきれいになくなっているでしょう」

治療椅子の前のモニターには、虫歯の部分がきれいに削られた後のアキコさんの歯の映像が大きく映しだされていました。

「へぇー、すごいんですね」

アキコさんも思わず感動です。

「削った部分を殺菌して、詰め物をしていきますので、もう少しお時間をくださいね」

「はい、よろしくお願いします」

アキコさんはすっかり安心して治療椅子に体を預けると、リラックスした気分で治療を続けてもらいました。


歯医者さん嫌いの方の中には、麻酔が苦手だから、という人は意外と多くいます。最近は歯科治療に麻酔が当たり前になっていますが、それは歯科医が患者さんに「痛い!」と言われないための、保険のようなもの。実は麻酔は、患者さんのためではなく、歯科医師のためにあるのです。

私が麻酔をしない理由

歯科治療には麻酔は不可欠。そう皆さんは思われているかも知れません。今では、歯を削るとき、ほとんどの歯科医は麻酔を打ちます。こうした治療に慣れてしまった皆さんは、歯科治療は麻酔を打って行うものという固定観念が、すでに染み付いてしまっているようです。

なぜ歯科治療に麻酔が必需品になってしまったのか。実はこうした背景には、もともとは患者さんたち自身が、歯を治療して痛い思いをしたくないという願望があるからです。痛くしない治療が望ましいと患者さんが考え、それに応えるために麻酔を打って治療中に痛みを感じさせないという安易な方法が、歯科治療で定着してしまったのです。だから**歯科医は、患者さんに痛い思いをさせないために、すぐに麻酔を打ちたがって**しまいます。

しかし私の歯科治療では、麻酔を一切使いません。それでは痛い治療を我慢しなければならないのかといえば、そうではありません。実は**麻酔をしなくても、患者さんが痛い思いをしない歯科治療を行うことは十分に可能**なのです。

私が麻酔を使わない理由はいくつかあります。ひとつには私は麻酔の怖さを体で体験していたからです。大学を卒業後、私はしばらく大学病院の口腔外科に医局員として在籍していました。ここでは街の開業医では処置しきれない、難しい外科的な処置を多く扱っていたため、麻酔は不可欠でした。しかし麻酔を打つと気分が悪くなったり、ときには患者さんが卒倒してしまうような状況も目の当たりにして、麻酔の怖さを肌で感じていました。大学病院であれば、多くの人手がありますから、トラブルが起こってもすぐさま対処できます。しかし開業医として自分一人で患者さんを診ているときに、麻酔で何かが起こったら十分に対応できるかという不安が、常に頭の片隅にありました。

また、私自身が麻酔をかけられるのが、どうにも嫌いだったこともあります。口の中のしびれるような感覚や、麻酔が覚めていくときの口の中の違和感が、どうにも気持ち悪く、麻酔をしないで治療ができたらどんなにいいかと思っていました。そして麻酔が苦手と考えている人は、私だけでなく意外と多いこと、さらに麻酔に対してもっと深刻な状況の人もいることが、後々になってわかってきました。

私の歯科医院では麻酔を使わないことをホームページ上にもはっきり書いていますので、それを頼りに、麻酔をしない治療を求めて当院を訪れる患者さんも多くいます。なかには、なんとなく違和感があって嫌だ、という程度ではなく、麻酔をするとひどく気分が悪くなる、どうしても麻酔だけはしたくないと、本当に悩んでいらっしゃる方もいます。

もちろん個人差はありますが、麻酔を使わない治療を求めている方は潜在的にはもっとたくさんいるのではないかと感じています。

歯科医にとって、麻酔を打つというのは通常の当たり前の治療の一環となりつつあります。歯科治療のほとんどの場合、局所麻酔なので、それほど危険性はないと思われがちですが、それでも**体調や体質によって、心身に悪い影響をおよぼす可能性も十分に考えられる**のです。

しかも歯科医は医師ではありませんので、こうした急な患者さんの体調の変化に、不慣れです。歯学の教育で患者さんの急な体調の変化に対する応急処置法を習うことは習いますが、それは机上のものので、すぐに実践で生かせるものではありません。いざとなったら大急ぎで救急車を呼ぶくらいのことしかできないでしょう。

そうした緊急時にきちんとした対応する技術もないのに、麻酔を打ちまくる、人の命を深く考えていない現在の歯科治療には、やはり疑問を持ってしまいます。

こうした面からも、麻酔治療についてはもっと慎重であるべきではないでしょうか。

実は麻酔というのは、患者さんのためにあるのではなく、**患者さんに痛いと言われないための、歯科医にとって必要なこと**なのだと気づきました。

歯の痛みとは何か？

以前、私自身も歯科の治療では、麻酔をするのが当たり前だと考えていた時期のことです。

私がまだ勤務医だった頃でしたが、一日に何人もの患者さんを診なければなりませんでした。麻酔をするためにはまず患者さんにこれから麻酔注射を打つことを説明します。そして麻酔の注射を打つ前に、その注射が痛くないように歯ぐきに表面麻酔を塗り、麻酔注射をします。さらに時間をおいて麻酔が効いているのを確かめてから治療を始めます。こうして治療を行っていくと、かなりの時間がかかります。当時は次から次へと患者さんが来ましたから、私は治療時間を短縮するためにと、試しに小さな虫歯では麻酔をかけないで削ってみました。それでも患者さんはまったく痛がりません。そこで、慎重にていねいに削っていくと、案外虫歯は削れるものだということに気が付きました。それからもうちょっと大きな虫歯を削ってみると、今度は患者さんが痛いと言います。ところが他の患者さんでは、同じような大きさの虫歯を削っても、痛くないと言います。

この「痛み」はどこから来るのか、私は疑問に思いました。

これまで虫歯を削るときは麻酔をするのが当たり前と考えていましたから、患者さんの痛みについて考える必要はまったくありませんでした。私自身が患者さんの治療中の痛みについて鈍感になっていました。しかしそれは、**本来は痛みを感じるはずの歯が持つ、生体の生命力を見過ごすこと**になっていることに気づきました。

私は歯の痛みがどのようにしてあるのか、そのメカニズムを知ろうと思い、さまざまな文献を調べました。

まず臨床的に、エナメル質では痛みを感じないことがわかっています。歯の痛みの多くは、エナメル質で覆われている内側の象牙質で感じられます。特に最も敏感なのはエナメル質と象牙質の境の部分であるといわれています。しかしこの部分には歯髄神経は到達していません。それなのになぜ痛みを感じるのか。

現在の病理学で示されている歯の痛みには幾つかの説があるだけなのです。

その説の中で最も有力とされているのが『動水力学説』です。ちょっと専門的になりますが、その理論によると象牙細管内は組織液で満たされていて、露出した象牙質表面に加えられた刺激によって細管内液の移動が生じるため、その刺激によって痛みが生じるという説です。しかしこの説ですべての痛みを説明できるわけではなく、現段階では**すべての歯の痛みを説明する学説はない**というのが、最終的な結論です。

歯の痛みの原因がわからない以上、歯の痛みをなくすことは不可能ですが、それでも実際に多くの患者さんと向き合っていく中で、次第に歯の痛みを少なくする治療を行える可能性も感じられるようになってきました。

それは**歯への刺激を最小限に抑えながら、時間をかけて歯を削ること。そして生きている歯を削り過ぎない**ことです。

麻酔を行うことの問題点

歯の治療で痛みを感じたくないから麻酔は仕方がない。そう思うのも、ひとつの考え方です。しかし麻酔をしなくても痛くない歯の治療が行えるなら、そのほうが良いと考える患者さんも少なくはないでしょう。

歯の治療で麻酔をすることの問題点を改めて考えてみましょう。

歯科の治療で行われるのは局所麻酔ですが、歯に麻酔をかけるからと、直接歯に注射針を刺すことはできません。そこで治療する歯の根もとの歯ぐきや粘膜に針を刺して麻酔液を染み込ませていきます。歯科用の局所麻酔薬としてリドカインという薬が使われますが、歯髄まで麻酔薬を浸透させなければならないため、通常より高濃度の麻酔薬が使われます。

この麻酔薬は効果を高めるために血管収縮薬が含まれているため、麻酔が浸透すると細動脈が収縮し、歯髄血流が減少します。一般的には**麻酔注射を行ってから五分後には歯髄の血流はほとんど停止し、三十分間は回復しません。**

一般的に歯科治療における麻酔は、体に大きな影響を与えるような副作用はないといわれていますが、これは極めて個人差があります。またその日の体調などによって同じ人でも影響が異なることもあります。

なかには麻酔注射によってアレルギー反応を起こしたり、血管収縮薬の副作用で、動悸や手の震え、吐き気や気分を悪くする人もいます。またもともと麻酔を苦手と感じている人の中には、過度の不安から過換気症候群に陥る人もいます。数年前には歯科医院で局所麻酔で治療を受けた幼児がショック症状を起こして昏睡状態になり、死亡してしまった不幸な事故も起こっています。

さらに怖いのが、麻酔が効きにくいといった事態で、これは誰にでも起こりうることです。

ひどい痛みがあるときに、麻酔を打ってもなかなか効かなかった、という経験はありませんか。強い痛みがあると麻酔は効きにくくなります。しかしほとんどの歯科医院では、こうした患者さんにも麻酔をしようとします。なぜなら患者さんに、「この歯科医院では痛い歯を治してもくれず、そのまま帰されてしまった」と言われ、近所でウワサを広められてしまっては困るからです。

ですから麻酔を打っても効きが悪かったら、さらに麻酔の量を増やしてでも治療をします。体内に麻酔が入る量が増えれば、麻酔による副作用が起こりやすくなるのは当然のこと。事故の危険性も高くなります。

歯科医は最善の注意をはらって患者さんの体調に気を配らなければなりませんが、何人もの患者さんを同時並行的に診察するような現在の治療方法では、一人ひとりの体調にまで目を配る余裕がないことがほとんどで、いつ事故が起こっても不思議はないのが現在の状況です。

麻酔がもたらす患者さんの体への作用、突発的な事故の危険性、そうしたリスクを考えて、歯科治療は行われるべきです。そして私は麻酔のもたらすリスクを負うよりも、麻酔をしないという選択をしたのです。

歯は口ほどにモノを言う

私が麻酔をしない歯科治療を行おうと決意したのは、ひとつにはこのように麻酔が人体にとって、けっして良い影響を与えるものではないということ、それを当たり前の歯科治療の一環として日常的に行うことに疑問と不安を感じてしまったためです。

しかしそれだけではなく、私が歯科医として患者さんと向き合うときの根本的な思いがそこにはありました。第一章で書いた、「修理」ではなく「治療」のできる歯科医師になりたい、という思いです。

麻酔をしてまったく痛みを感じない歯を、ガンガンと削り、開いた穴に詰め物をしてかぶせることは、まさに壊れたモノを修理するのと同じです。本来、歯は人間の体の一部であり、生体です。**生きているから痛みを感じ、何かを訴えている。それに耳を傾けて、生き物としての歯がどうしてほしいと望んでいるのかを判断し、健康な状態に近づける手助けをしてあげる**ことこそが、まさに治療の本来の姿ではないかと考えたのです。

ここで、顕微鏡治療の良さが生きてきます。何倍にも拡大された歯を、顕微鏡を通して覗いてみると、虫歯の状態がとても良くわかります。歯が虫歯菌に侵されて黒くなっている部分は、すでに生体としての役割を失っているため、その部分だけを器具を使って掻きだしても、まったく痛みは感じられません。しかし虫歯に侵されていない、すなわちまだ生きている歯の部分を削ろうとすると、麻酔をしていない歯では痛みを感じます。

これは顕微鏡を使うことによって**歯の詳細な部分まで見て取れることで、何をしたら患者さんは痛くなく、何をしたら痛みを感じるか、その違いが実体験として理解できる**ようになりました。

虫歯の部分と健康な部分の境界線は曖昧で、目ではっきりと区別ができないため、そのグレーゾーンの部分を患者さんの様子をうかがいながら、ていねいに掻きだします。それも顕微鏡があるからこそできる技術です。

他の歯科医院では、麻酔をしているためにまったく痛みを感じませんから、虫歯をできるだけ完璧に取り除きたいという思いから、どうしても健全な歯質を多めに削ってしまいます。しかし歯の痛みを感じる部分はなるべく削らないように、顕微鏡で拡大された歯を覗きながら処置を行えば、まだ生きている健康な部分をしっかりと残し、削り過ぎを防ぐ治療を行うことが可能となります。私の場合、細かな切削は器械を使って削るのではなく、手用器具で虫歯を掻きだすので歯にかかる負担を最

［歯の基本的な構造］

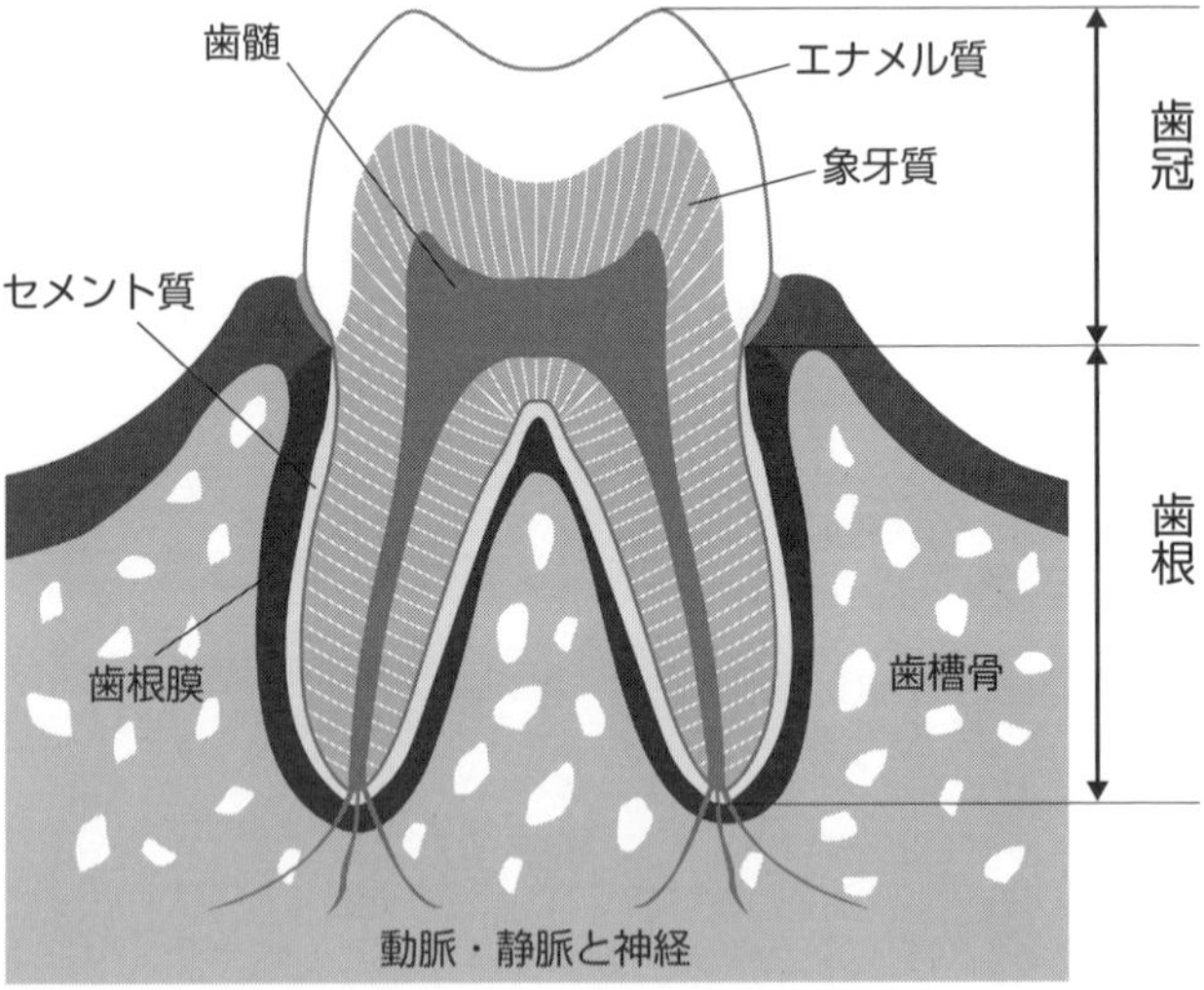

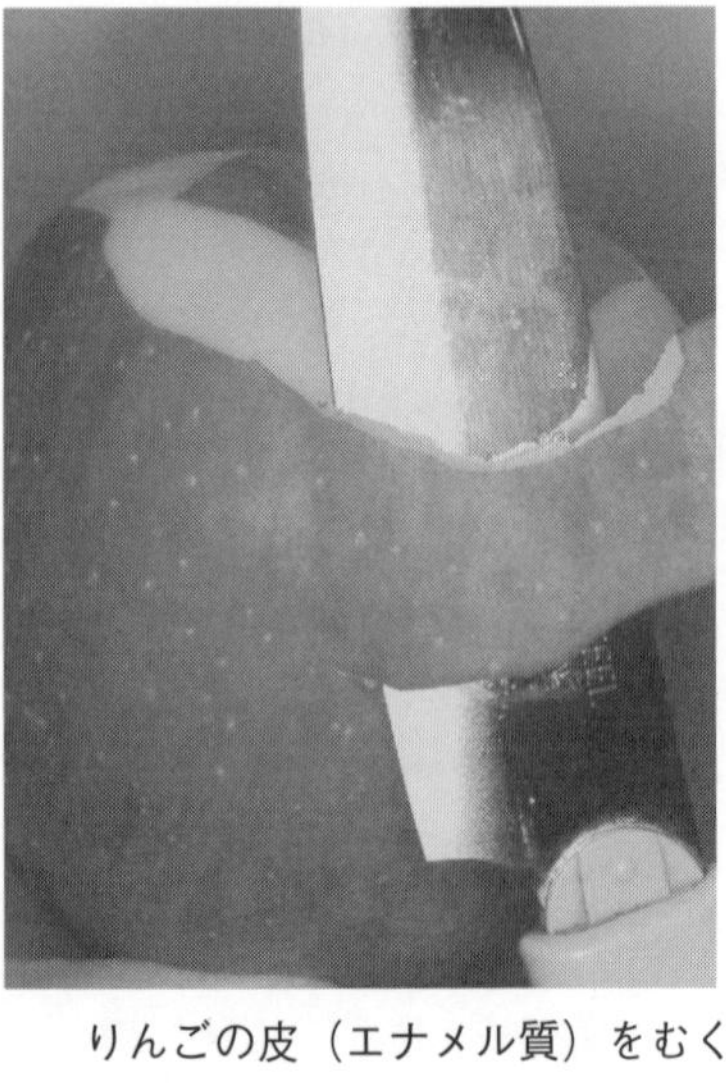

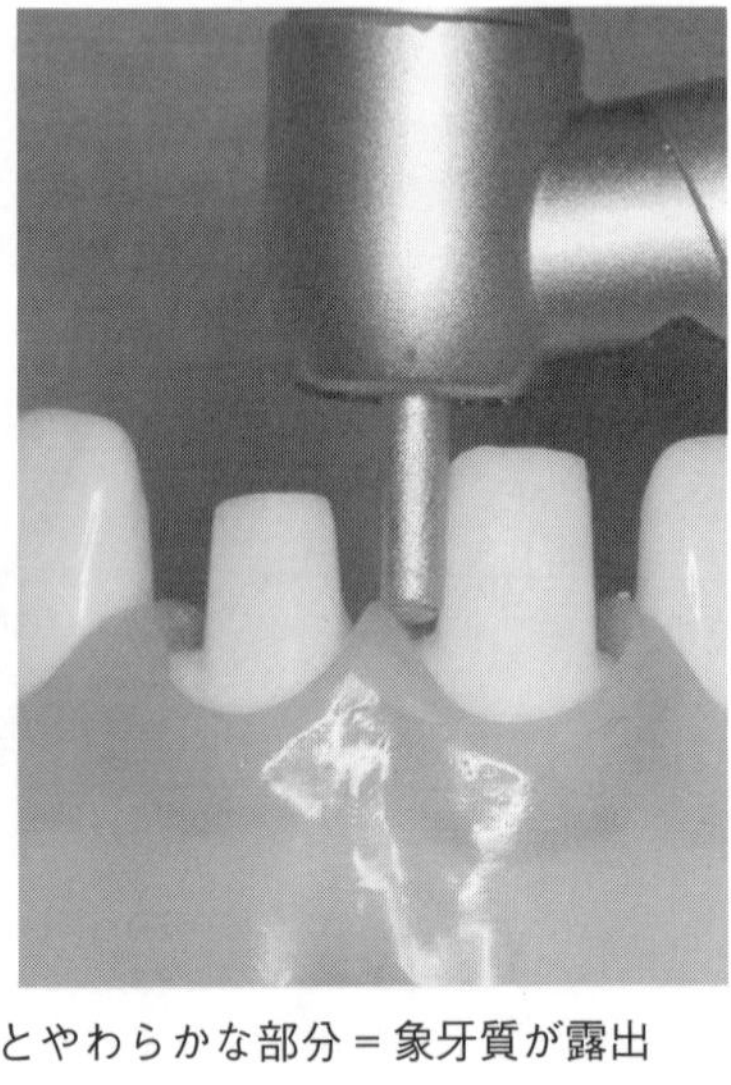

りんごの皮（エナメル質）をむくとやわらかな部分＝象牙質が露出

小限に抑えています。

歯の構造は、まわりの表面は硬いエナメル質で覆われており、その内側に象牙質、歯の神経と血管がある「歯髄」があります。歯の表面のエナメル質は、人の体の中でもっとも硬い組織です。歯を削るということはこのエナメル質を壊してしまう行為で、その内側の象牙質を外部にさらすことでもあります。それはりんごの皮をむいてしまうのと同じです。皮がむかれたりんごは果実のやわらかな部分が露出して変色し、傷みやすくなるように、歯もエナメル質という最強の防御服をはがされることによって、外部から身を守る機能が損なわれ、虫歯菌に侵されやすくなります。ですから削る部分を最小限に留めるということは、歯を守るためにもとても意味のあることです。

また、時間をかけてていねいに、患者さんの様子を見ながら歯を削る治療を行えば、それほど強い痛みを誘引しないこともわかってきました。経験を積むことで私自身も、なるべく痛みを感じないように、たとえば特に敏感なエナメル質と象牙質の境目は特にゆっくりとやさしく、痛みを感じるときは一呼吸をおいて、といった技術を身につけられるようになりました。

私が行う麻酔を使わない治療を行った患者さんたちに聞いてみても、痛みといってもちょっと違和感がある程度で、我慢できないものではないといいます。麻酔をして不快な感覚が残るよりも、こちらのほうが全然ラクです、とおっしゃる方ばかりで、ほとんどすべての患者さんが安心して治療を受けられています。

本来、歯科治療を受ける際には、痛みが生じないうちに歯科医院にやってきて、虫歯になってしまった歯が見つかれば、治療を行う、というのが理想です。しかし多くの方は、痛みがひどくなってから、我慢できなくて歯科医院に駆け込んでくるのではないでしょうか。

すでに痛みがある、それもかなり強い痛みがある歯の場合、虫歯も神経近くまで達していることがあるので、こうした歯の治療は麻酔なしには難しいと思われるでしょう。

基本的に、私が行うのは人の体に十分に配慮した治療ですので、痛みがとてもひどい場合、患部は炎症を起こしてしまっているので、あえてすぐに削らない、というのが方針です。患部に薬等を詰めて炎症をおさめ、場合によっては抗生物質を飲んでいただいて、状態が落ち着くのを待ってから、実際の治療に入るのが私のやり方です。

私はこれを「**待ちの治療**」と名付けています。一般的な歯科医の皆さんは攻めの治療でしょう。忙しいからすぐに歯を治してくれ。一回の治療ですっかり痛みを取り除いてほしい。そう考える方には、私の治療では納得できないでしょう。それでいいのです。

私はしっかりと**命のある歯は、必要最小限だけしか削らず、なるべく長く生かしていくための治療**を行っています。今日、明日ではなく、患者さんの人生とずっと共にある歯を守っていくためのずっと先の未来のための治療を行っていきたいと思っているからです。そのためには今を焦る必要性を私はまったく感じていません。

そのためには、麻酔を使わない歯科治療が、ベストであると考えています、

【第３章のポイント】
◎麻酔をしなくても歯の治療はできる。
◎痛みは生体からのシグナル。
◎歯を生かすのは攻めの治療よりも「待ちの治療」。

歯医者のひとりごと③

本当は怖いホームページの話

ご存じでしょうか。二〇一二年九月に、厚生労働省は「医療機関のホームページの内容の適切なあり方に関する指針」を公表しました。特に歯科については、インプラントや自由診療に関して、虚偽の内容や客観的な事実が証明されない事実を記載していたり、誇大内容があると指摘しています。

ほとんどが個人経営である歯科医院は、医療法上、広告を打つことはできません。そんな中で誰もが気軽に見ることができるインターネットのホームページは、一般的な広告とはみなされず、自由に書き込みができます。私自身も当医院のホームページを開設し、それを検索した患者さんが、全国から、海外からもわざわざ足を運んでくれるようになりました。

もちろん真実をきちんと書いていれば、自分の求めている歯科医院を探している患者さんにとっては、とても便利な情報収集の場となるホームページですが、実はそこにはさまざまな問題があり、それが厚生労働省の指針、という形で現れたということでしょう。

患者さん目線で、ホームページの問題点を考えますと、歯科医院のホームページ開設はすべて集客目的であるということ。しかもほとんど規制がなく、自由になんでも書けます。まさに書き放題、嘘でもなんでも書けるのです。

「歯を抜かない治療」「歯を削らない治療」「無料のカウンセリング」「痛くない無痛治療」、さまざまな魅力的な言葉が躍っていますが、本当にそれを実施できているのでしょうか。私のように何年も歯を抜かない治療を、本当にやっている歯科医が他にいるのでしょうか。それはどうやって？　歯科医師である私が見ても、疑問ばかりが浮かんできます。

皆さんにぜひ考えていただきたいことは、ホームページに躍るセールストークが、実際に歯科医院を経営しながら成り立つものか、ということです。特に保険治療であれば、わざわざお金を使ってホームページを開設する意味もありません。保険の利益からはホームページ作成の費用は出ません。結局は、どうやって保険治療を受けに来た患者さんに自由診療をすすめ、インプラントや補綴物で大金を支払わせるか、が狙いなのです。

あなたがホームページで歯科医院を探そうというのなら、さあ、もう一度勉強し、気持ちを引き締めてから、ページをクリックしてください。見抜くのはあなたの自己責任です。

第４章

これが年間抜歯０本の歯科治療だ！

～歯を守ることこそ本当の歯科医療～

歯を守りたい患者さんの本音

☆ユミコさん（女性・64歳）の場合

「先生、もう私、歯を抜きたくないんです」

そう言ってはしもと歯科を訪ねてきたユミコさん。小さい頃から歯が悪かったというユミコさんは、歯を大事にする意識は人並み以上。一生懸命に歯科医院に通って治療やメンテナンスを受けていましたが、すでに奥歯を二本、抜歯され、ブリッジを入れている状態でした。

「先日、久しぶりに近所の歯医者さんに行ったんですけれど、奥歯の根の部分が炎症を起こしているので、歯を抜くしかないと言われました。その歯、全然痛くないんですよ。それでも抜かなくてはいけないでしょうか」

不安そうにたずねるユミコさんに、すぐさま先生はきっぱりと言いました。

「抜かなければならない歯なんて一本もありません！　大丈夫、私が守りますよ」

「見なくても、わかるんですか……」

「歯をなるべく抜かないって歯医者さんはたくさんありますが、うちは絶対に歯を抜かない歯医者なんです。私はもう何年間も、歯を抜いていないんですよ」

そう言って微笑む先生に、ユミコさんは張りつめていた心がほぐれました。先日行った歯科医院で歯を抜かなければならないと聞かされてから、毎日が不安で、ここ数日は夜も眠れないくらいでした。

「私、もう奥歯を二本も抜かれているでしょう。だんだん年をとってきて、歯も老化するから仕方がないと思うのですが、このまま次から次へと歯が抜かれていったら、歯がなくなっちゃうんじゃないかと思って。想像するだけでも怖くなってきてしまって」

「歯は老化なんかで抜けませんよ。虫歯や歯周病になっても、きちんと治療すれば一生持ちます。そのように人間の体はできているんですから。歯を悪くする治療をするから、歯がなくなってしまうんです。ユミコさんは自分の歯の大切さがわかっている、それが大事なんです。その気持ちがあれば、ずっと自分の歯で食べられますよ。安心してください」

それを聞いて、ユミコさんの顔はパッと明るくなりました。

「先生、おねがいしますね」

「はい、わかりました」

わざわざ歯科医院に足を運んでいるのに、歯を抜かれてしまうのはなぜでしょう。歯をなる

べく抜かないとうたう歯科医院はたくさんありますが、実際には多くの患者さんの歯が抜かれている現実があります。歯科医師は患者さんを本当に救う治療をしているのでしょうか……。

歯を抜くのは治療ではない

これまで何度も書いていますが、一般的な歯科医師が歯科治療と偽って行われているのが歯の修理。その代表的なものが、患者さんの大切な歯を抜いて、代替に入れ歯やインプラントを入れることです。歯科治療の終着点が抜歯と考え、歯科医も、そして患者さん自身も、**歯が悪くなると抜かれてしまっても仕方がない、そのように考えてしまいます。**

医師であれば、たとえば足を怪我したからといっていとも簡単に切断し、義足を付けて「もうこれで大丈夫、十年間保証しますよ！」などと言ったりしません。たとえそれが大きな怪我であったとしても、傷口を縫合して安静にし時間をかけて、傷口が癒えていくのを待つでしょう。患者さんが痛がっているからと、痛みのある部分を切断する、などといった暴挙には出ません。それが医療です。

しかし歯科医師と言われるにもかかわらず、医療を行わない歯科医たちは、患者さんの口の中にある、一度失われたら二度と取り戻すことができない唯一の歯を、守るという考え方はしません。彼らは患者さんの歯の中を診て、トラブルを起こしてしまった歯は、生きながらえさせることではなく命を絶って、**新しい人工物を入れることこそが治療だと考えている**のです。

一般の歯科医師は、歯を抜くことも治療であると考えるので、歯を抜くことも抵抗なくできてしまうのでしょう。

さて、もう一度、医療の視点から歯の治療を考えてみましょう。虫歯に侵された歯が、痛みを発している。歯周病でぐらついている歯がどうしても気になるなど、患者さんの声に耳を傾けつつ、その問題を解決するにはどうしたら良いかを考えなければなりません（もちろん、歯を抜くという選択肢を抜きにしてです！）。

実はけっしてそれは難しいことではありません。そのための治療法は十分にあります。ただ、これには

・ていねいに歯を治療する技術と集中力。

・（歯科医も患者も）経過を見守る根気。

・多少の痛みは歯を守るためには必要であることを患者さん自身が納得できること。

この三つさえできれば、これまで抜かれていた歯も、抜かないことがちゃんと可能です。それがわかったからこそ、私は歯を抜かない治療を目指し、そして実現してきました。治療の間に抜けてし

まった歯はありましたが、私が手を下して抜いた歯はありません。

現在の日本の歯科医療のレベルであれば、歯を抜かない治療は十分に可能です。私は顕微鏡を使った治療を実践しているため、多くの肉眼でしか歯科治療を行っていない歯科医に比較すると、より繊細な治療を行っています。しかしこうした技術的な問題を差し引いたとしても、巷の歯科医の先生方にも、歯を抜かない治療をすることはできるはずです。しかし残念ながら、「治す」ことよりも「直す」ことに熱心な皆さんは、歯を抜く治療（？）に向かってまっしぐらです。患者さんが望む、望まないはさておいて、です。

歯科医が歯を抜きたがる理由は、歯を抜かないと歯が直せないからです。歯を「治す」のではなく、歯を「直す」ためには、今ある歯が邪魔になる、だから抜いてしまえ、という発想です。

しかしそれは彼らだけが悪いのではありません。そういう教育を受けてきたからです。

ちなみに歯科学教育において、次のような場合、抜歯適応症、すなわち歯が抜かれてしかるべき事情であると考えられています。

①　歯周病でぐらぐらの歯
②　虫歯で根だけ残っている状態の歯（残根）
③　虫歯や外傷により破折してしまった歯（破折歯）
④　根の先に病巣のある歯（根尖病巣のある歯）

⑤　親知らず

こうした状況においては、歯を温存しても虫歯や歯周病が悪化して、痛みや腫れを生じ、患者さんにとっての不快感を解決するのが難しい。歯があることによってこうした問題が生じているのだから、歯を抜けばすべての問題が解決できる、ということが抜歯の理由です。

歯が抜かれることによって、歯がない、というもうひとつの新しい問題が生じます。しかしそれには人工の歯を入れることができるので解決できる、というのが歯を安易に抜いてしまうもうひとつの理由です。しかも人工の歯を入れるためには、歯根も残さずにきれいに歯を抜いてしまうことが必要だとさえ考えます。

歯科医は、歯を抜いても入れ歯やインプラントが、十分にその代わりを果たしてくれるので、何も問題はないと、歯を抜くことへの罪悪感のカケラも持ちません。

そしてさらに、実はこちらのほうがもしかしたら歯科医にとっては重要なこととなるかもしれないのですが、ていねいに歯を残す治療をするよりも、抜歯して、型をとって、入れ歯を入れたほうがずっと簡単で楽です。さらにインプラントにしてくれれば、自由診療になりますので、その儲けは数十倍。そういったソロバン勘定があります。

だから**技術的に歯を守る治療が可能であっても、歯を抜く治療を選択してしまうのが現代の歯科治療**で、そこには患者さんの思いなどお構いなしです。

ちなみに、それでも最近は歯を抜かない大切さが言われるようになり、歯を抜かない治療を掲げる歯科医院も出てきました。それは歯科医の意識改革でもあり、とても良いことではあります。しかしこうした歯科医院でも、「なるべく歯を抜かない治療」であって、たとえば「これまで歯を抜くべき症例であっても、五割の歯は抜かずにすみます」といったように、絶対に歯を抜かないと言っているわけではありません。この曖昧な言葉づかいには、いつも逃げ道があります。患者さんは、残りの五割に入ってしまえば自分の歯は抜かれてしまうということを心に刻んでおくべきでしょう。

私は、この四年間、**患者さんの歯を一本も抜いたことがありません。抜歯の確率は〇%**です。そんなことが可能かと思われるかも知れませんが、もちろん可能なのです。歯科医師として、歯を守る使命を全うするという責任さえ自覚していれば……。

患者さんは歯を諦めないで

これまで安易に歯が抜かれてきた背景には、このように歯科医たち自身に問題があることは否めないのですが、私から言わせれば、厳しい言い方ではありますが、**患者さん自身にも歯を守るだけの覚悟が備わっていない**という部分があるように思います。

たとえば、歯科医院でよくこう言われることがあります。

「この歯は虫歯が深くて治療ができないから抜きましょう」

「神経が死んでしまって、根の先に炎症が起きていますよ。このままにしておくと骨がどんどん溶けてしまうので抜きましょう」

「根が割れてしまっているので、抜くしかないですね」

「グラグラしていて持たないから、抜いてインプラントにしましょう」

歯科医師にそう言われれば、それを否定できるだけの自信はなくなります。ですから私の歯科医院にやってきた患者さんは皆さん、自分の失った歯に対して、「歯を抜いた」という人はほとんどいません。皆さん「**歯を抜かれてしまった**」と言います。そこには、自分は本意ではなかったけれど、先生にもうこの歯は抜かなければならないと言われて勝手に「抜かれてしまった」というふうにずっと思い続けるのです。

医療というのは、医師と患者の二人三脚で行われていくものです。医師がどんなに素晴らしい治療だからとすすめても、患者さん自身が納得しなければ医療というのは行われません。そのために医師は患者にしっかりとその方法を説明し、納得してもらうインフォームド・コンセントが義務付けられています。

痛む歯がうざったくて仕方がない、早く抜いてすっきりしたい、とおっしゃるのでしたら、さっさと歯を抜いてしまう歯科医にかかればいいでしょう。そのような歯科医院は街にあふれるばかりにあります。

しかし歯を抜きたくない、とあなたが考えるのなら、患者さんの話をしっかりと聞いて、抜きたくないと言う患者さんの思いに応えてきちんと診てくれる歯科医院を探してほしいのです。そして当院こそが、患者さんのそんな思いに応える歯科医院です。

歯が抜かれることの弊害

私たちは誰もが、歯が抜け落ちるという経験をしています。それは乳歯が抜けて、永久歯に生え換わるときです。そのとき、痛みはありましたか？　化膿したり、炎症を起こしたりといったトラブルがありましたか？

そんなことはないでしょう。なぜならそれは自然の摂理だからです。**乳歯は、永久歯が生えてくる時期になると、自然と根の部分が溶けてきて、ポロリと抜け落ち**てしまいます。

しかし永久歯を抜くことは、外科的な処置として行われます。まだ生えていたいというものを無理やり取ってしまうのですから、それなりの力技が必要です。

症例にもよりますが、一般的には麻酔を打って歯を根っこから抜きますが、それはかなりの体への負担を強います。麻酔で気分が悪くなった、抜歯後の出血が止まらない、傷口がじくじく痛む、傷口

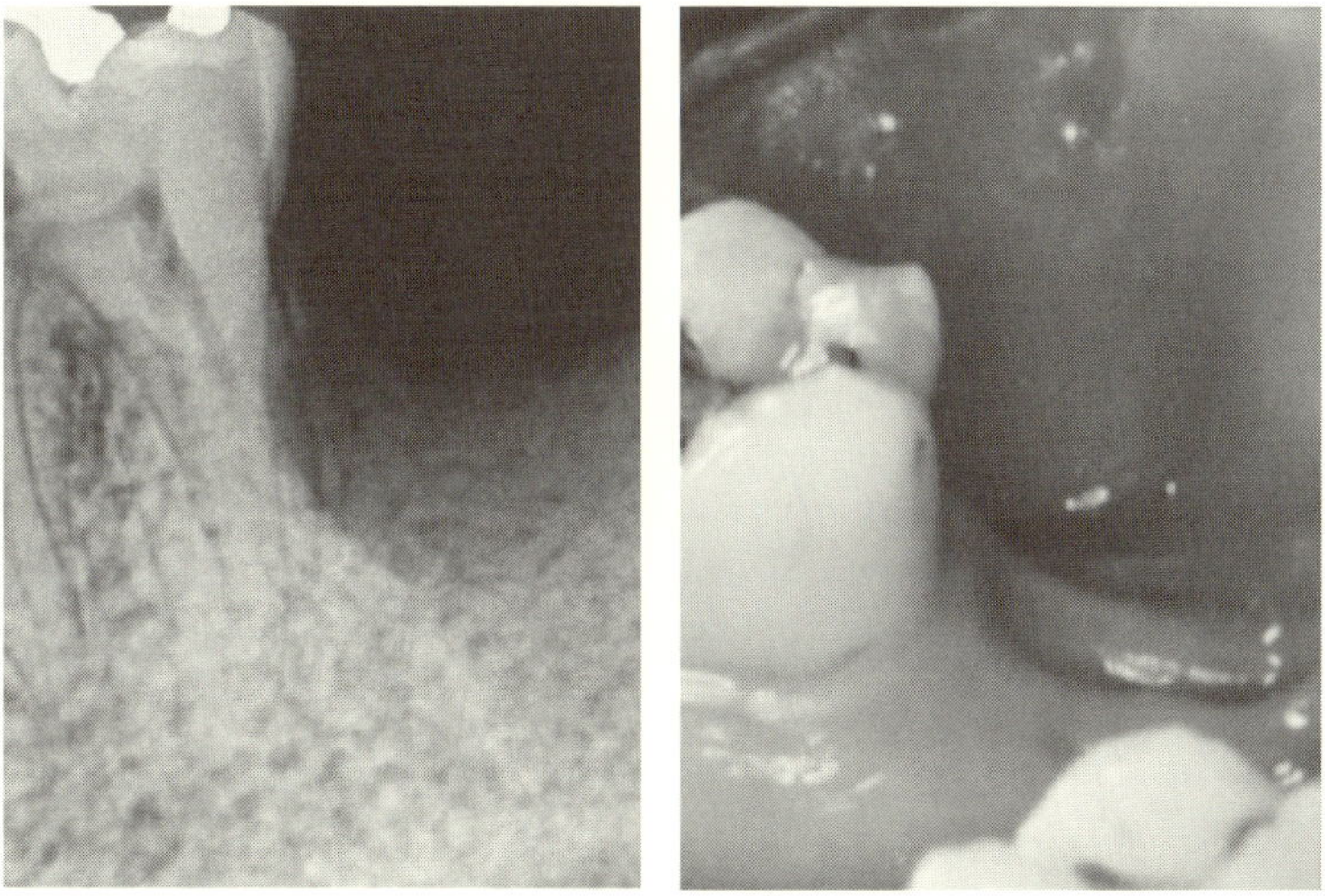

歯を抜いたあと、吸収した歯槽《そう》骨と下がった歯肉

からばい菌が入って感染症を起こすような場合もあります。

また、人為的に歯を抜くということは、体にはその準備が整っていないことを示唆します。**抜歯は時間的な経過を一気に飛び越えて歯が喪失してしまうため、体はその変化に対応が追いつかない**ようです。その影響は抜歯後の口内の変化となって現れます。

それは歯を抜かれると、歯槽骨がすぐに吸収されて歯肉が下がっていくのです。歯が抜かれたあとの歯ぐきがえぐられたようになっているのはそのためです。抜歯した歯の前後にも歯があれば、その歯を支えている骨も吸収されてしまい、歯がしみたり、揺れてきたりという症状を引き起こすことがあります。

また、歯を抜くだけでなく歯のまわりの健全な組織、細胞も取り去ってしまうことによって、生きている体の一部分を失うことにもなります。

このように抜歯は、体にさまざまな負担を強いるばかりです。まさしく歯の「修理」をしているに過ぎず、まったく治療にはなっていないということでしょう。

多くの患者さんは本心では、自分の大事な歯、一度抜いてしまえば、二度と生えてこない歯を守りたいと考えます。当然のことでしょう。そして歯科医の立場からも、自分の歯を一生守り通すことの大切さを、私自身も痛感しています。

私はそれこそ、五千人以上の人たちの口を覗き、歯を診てきました。患者さんの中には自分の歯に自信が持てないという人も多く、「先生にこんな歯を見せるのは恥ずかしいわ」とおっしゃる方もいます。でもそんなことはありません。虫歯で黒くなってしまった歯も、汚れや歯石がこびりついた歯も、ちょっと曲がって生えてしまっている歯も、**どれも一歯一歯が個性を持った素晴らしい歯**です。この歯が一生懸命に頑張って仕事をしてくれるから、あなたは美味しい物が食べられ、幸せに生きられるのです。ときには厳しい環境の中でも頑張って、踏ん張って生きている。そう考えると、どの歯も大切な命を持った、愛おしい存在に見えてきます。

長年共に生きてきた、**大切な体の一部です。**

歯科医は、歯は抜いても人工の歯でそれは補えると考えます。しかし実際に、どんなに上手な技工士さんが以前と同じように似た形の歯を作ったとしても、三次元的に天然歯の立体構造と同じものを作ることは不可能。自分の歯と同様の使い心地を感じることも不可能です。長年そこにあって馴染んだ歯と比べれば、当然違和感もあり、入れ歯が合わないと感じられる方は多くいます。**どんなに優れた技術があっても、作り物である以上、慣れ親しんだ自分の歯に勝るものはありません。**所詮は異物です。

インプラントなら、まるで自分の歯と同じような感覚で噛むことができると言う歯科医がいるかも知れません。それに関してはさらに大きな反論があります。その理由については第６章にまとめていますので、そちらを参考にしてください。

何はともあれ、**天然歯に勝る人工歯などありえない。だからこそ歯は抜かないに限る。**当たり前のことだと思います。

これが歯を抜かない歯科治療

自分の歯の大切さはわかった、でも痛みや炎症などを起こして辛い症状が出てしまったときに、歯を抜かずに守れる方法が本当にあるのかと、疑われる方もいるかも知れません。でも重ねて言いますが、私はこの四年間、患者さんの歯を一本も抜いていません。

では私のもとを訪れた患者さんは、悪くなった歯を抱えたまま、痛みや不具合を感じたまま我慢しているかといえば、もちろんそんなことはありません。他の歯科医院で「もう抜かなければダメです」と最後通牒を渡された歯たちが、抜かれずにちゃんと生き延びられます。なぜかといえば、私は歯の「治療」を行ったからです。

病にかかって瀕死の状態であった歯も、きちんと治療を行えば命を守れるということ。ただ他の歯科医は「治療」をせずに「修理」を行っているから、命を守れない、守ろうとしない、それだけのことです。

歯の治療を行って、歯の命をつなぐことは、それほど難しいことではありません。実は本気で歯の「治療」をしようと考えれば、どんな歯科医でもできない技術ではありません。

一人ひとりの歯に与えられた問題や、個々の患者さんの考え方も違いますので、すべてが同様というわけではありませんが、一般的な症例別に、私が行っている治療をご説明しましょう。

◎歯周病でぐらぐらの歯

歯周病の原因は細菌によるものだと言われていますが、まだそのはっきりとした原因がつかめたわけではありません。原因がわかれば治るはずです。たとえば同じ一人の人の歯の中でも、歯周病にかかってぐらぐらとしている歯もあれば、歯周組織にしっかり固定されて動揺のない歯もあります。たとえ口内に歯周病菌があふれていても、すべての歯が歯周病にはならないことからも、歯周病菌だけが原因とは確定できない、まだ多くの謎が残されています。

原因が特定できないため、完治できる治療法もない。そのために救いようがないと諦め、歯は抜かれてしまう運命をたどってしまいます。

しかし私はどんなに**ぐらぐらしている歯でも、自然に抜けるまでは保存していく**という方針です。そのため歯周病に侵されてしまった歯では、まず周辺環境を良くするため、顕微鏡を使って汚れや歯石をていねいに取り除きます。こうするだけでも、歯肉の状態は改善が見られることが多くあります。またぐらぐらしている歯は周辺の歯と接着剤でくっつけたり、入れ歯を利用して固定したりします。

ぐらついている歯もよく噛めるようになると、それが刺激となって歯ぐきが締まり、ぐらつきが治まってくることもあります。歯がぐらぐらしていると不安でよく噛めないため、**固定をしてあげることが効果的**なのです。

また歯周病は生活習慣病である側面もあり、患者さんの体調にも左右されます。当院に通院されている歯周病の患者さんでこんなことがありました。前回に来た時よりも歯ぐきの状態がとても良くなっていたので、何か変化はありましたか、とたずねました。すると「念願の新車を購入したんです。最近は時間があるとドライブに出かけ、それが楽しくて仕方ないんです」と話されました。

このように体の病気と同じで、病は気から。心の持ちようによって体も変化するのです。また、

日々の生活を整え、体調をしっかり管理し、病気を治そうとする心がまえも病気を治す上で大切なことです。そんなことも患者さんにはお話ししています。

こうして経過を見ていると、歯ぐきの状態が良くなり、歯が人工的にしっかりと固定されていれば、日常の生活に不便は感じられなくなります。

また通常の歯周病治療と共に、歯周病は生活習慣によるものも大きいため、患者さんとよくお話をして、偏った食習慣ではないか、過度なストレスを持っていないか、睡眠は十分かなど、個々の生活の中での問題点を発見し、それを改善していくようにといったアドバイスも行っています。

◎虫歯で根だけ残っている状態の歯（残根）

冠やブリッジが取れてしまい、根の部分だけしか残らなくなってしまった。その場合、それでは保存不可能と抜かれてしまうことが多くあります。

すでに神経が取られて、このような状態までいってしまった歯は、歯自体が痛むことはありません。ですからそのまま放置しても何ら問題はありません。しかし他の歯科医たちは元のように修理をしたいと考えるため、歯の再建を試みます。でも入れ歯やインプラントにするためにはすでに根だけの状態になった歯はとても邪魔。だから抜歯です。つまり、人工歯を入れることが「治療」と考えているため、入らない状態の残根は抜歯なのです。

しかし**根だけしかない歯も、自然と抜けずにまだ残っているときには、生体がそこにあることを必要としている、**それなりの役割があるのだと私は考えます。こうした歯を無理やり抜くと、歯槽骨がグッと下がって痩せてしまい、まわりの歯に悪い影響を与えたり、安定した入れ歯を作りにくくなります。ですから自然に抜けるまでは、待つことのほうがより良い選択なのです。時間が解決してくれるのです。

見た目の問題や、歯がなくてよく噛めないと不安に思われる患者さんには、根の部分は残したままでその上に入れることのできる、入れ歯やブリッジを製作し装着していただいています。

ちなみに根だけでなくても、外傷などで破損したりしていびつな形に残ってしまった歯でも、これではかぶせ物ができない、詰め物ができないと言って、歯を抜いてしまう歯科医もいます。しかしこうした歯も、ていねいに処置を行えば、十分に歯の再建は可能な場合もあるのです。

◎根の先に病巣のある歯（根尖病巣のある歯）

レントゲン写真で、根の先端の部分が黒く影のようになっている写真を見せられたことがありませんか。これは神経を抜いた後の処置が悪く、根の先で炎症を起こしている状態と説明され、放置すればどんどんと歯槽骨が溶けてしまうので、抜歯しなければならないと説明されるかも知れません。

しかし実際に、放置したために顎の骨が溶けていってしまうほど症状が悪くなる症例を私は見たことがありません。放置したらどうなるかを示した研究報告もありませんし、歯科医も見る機会はありません。それほど深刻に考える必要はないでしょう。

抜歯は治療ではありません。歯を残すことが治療です。むしろ、もし歯ぐきが痛む、腫れるなどの症状が出てしまったときには、**無理をして抜歯しなくても、詰め物やかぶせ物などの人工物を除去すれば、痛みや腫れは治まってきます。一度人工物を外して、再度根の治療をしっかりとやり直し、経過を観ることです。つまり生体がどう治していくかを読み取ることなのです。**

◎親知らず

親知らずは抜くもの、と考えている人も多いかも知れません。それは生えてくるときに痛みを生じたり、最も奥にある歯のために虫歯になるリスクが高い、治療がしにくいなどの理由によるものと考えられます。しかし**生体において、生まれ持ったもので無駄なものなどひとつもなく、親知らずもしっかりと歯としての役割**があります。

きちんと口腔内のケアが行われていれば、親知らずも大切な歯として一生涯、共にあるのが当然のことと考えています。

ただし、親知らずが虫歯になり、痛みが強かったり、何度も周囲が腫れたりするようになってその管理が難しいときは、抜歯の対象になります。その際に、私は自分の歯科医院ではなく、歯科口腔外科専門医での処置をすすめます。親知らずは骨の中に潜り込んでいて抜きにくかったり、すぐ側に走る神経に近接している場合に麻痺が発生してしまったりする危険性や、上の親知らずを抜いた後で、鼻とつながりのある上顎洞と呼ばれる空洞が口の中ともつながり、感染を起こす可能性など、他の歯よりも抜歯のリスクがたいへん大きいからです。

リスクを伴う親知らずの抜歯では、しっかりとした外科処置が行える設備が整い、いざというときにすぐに対応できる複数の専門医がいるところで行うことが望ましいのです。

これは患者さんの身になって考えた私の結論です。

このように、親知らずの外科的な処置という特殊な状況をのぞき、どんな状況であっても、歯を残すことが私の治療方針です。当院ではこうした私の考えを理解し、納得をしていただいた上で、患者さんの治療を行っています。

その際に患者さんにお話しする、もうひとつ、大事なこと。**それは歯を残す治療というのは、歯科医だけの力ではなく、患者さん自身の姿勢も大事**だということ。

患者さんによく話すのは、風邪にかかって病院に行ったときに、診察を終えたら風邪が治って当然と考えますか、半年後にまた風邪を引いて、それが以前先生がしっかりと治療してくれなかったからだと怒りますか、ということです。

医療である歯科治療では、歯ぐきが腫れたり、炎症を起こしている患部の治療を行っても、すぐに治るわけではありません。**最終的に治すのは本人の体の細胞。生命力であり、その人が持つ治癒の力です。**歯科医師はその方向にベクトルが向くように、お手伝いをするに過ぎません。しかしそうするからこそ、体の治したいという治癒力が作用して、自分の歯を守ることができるのです。それには多少の時間や、痛みを伴うことがあるかも知れません。

でもそれが生きている歯を守る、ということ。歯を守りたいと思われる患者さんには、ぜひこのことをご理解いただきたいと思います。

歯を守るために神経を守る

話が前後してしまいましたが、歯が抜かれる過程において、その前段階として、神経を取る処置が存在します。神経を取る、恐ろしい言葉ですが、歯科ではいとも簡単に、とても多く行われている処置のひとつです。

患者さんは皆さん、歯の痛みが嫌いです。ですからひどく痛む歯や、虫歯が大きくなって神経まで達している、と言われると、その痛みから解放されるために、神経が取られるのもしかたがないと考えてしまいます。それはとっても安易な考え方です。

神経を取る処置を行うということは、歯の命を奪うことです。

実は歯の神経だけを取ることは不可能で、神経と血管を含めた歯の生命である歯髄組織を取り去ることを、通常「神経を取る」と言っているのです。植物も枯れて死んでしまえば、たとえ根が地面に張っていたとしても、いつかはポキンと折れてしまいます。歯もそれと同じこと。神経を取られた歯は、血が通っていないため、生きている歯と比べるととても弱い存在で、まさに抜歯への第一歩になります。歯を抜かないために、その前に歯の歯髄組織を取らないことがまず大切になってきます。

一般的な歯科医で、神経を取る処置を行う場合の多くは、患者さんが歯の痛みを訴える場合です。そのときにはすでに虫歯が歯髄の付近にまで達していて、神経を刺激しているためです。その際の処置は、まず麻酔を打って痛みを感じさせないようにして、神経を取る処置を行います。しかし歯の痛みが強い場合には、麻酔が効きづらく、そうした時には症状を緩和する薬を詰めて状態を安定させ、日を変えて神経を取る処置を行うこともあります。

さて、私の治療法では、歯を抜かない治療であるためには、当然、神経を取らない治療にも執着するべきだと考えています。たとえそのときは**歯の痛みがあったとしても、それは神経を抜く理由にはなりません。**

患者さんは、歯を抜きたくないという思いと同様に、神経を取られたくない、ということが本音でしょう。痛みさえなければ、神経をわざわざ取ってしまう必要など、微塵もありません。

痛みがある歯の場合の治療法としては、顕微鏡を使ってまず虫歯の部分をていねいに除去していきます。その際にはまだ**生きている部位は大切に残し、削る部分は最小限にとどめます。**そして穴の開いた部分に薬剤等を詰めて、穴を封鎖してしばらく経過を見ます。

痛みがひどい場合には、歯になるべく負担がかからないように強く当たるようなら少しだけ表面を削って咬み合わせを調整したり、少しぐらつきのある歯であれば、両脇の歯と固定させて安定させたりします。こうして様子を見ていると、ほとんどの場合、痛みが落ち着いてきます。慌てて神経を取る必要はまったくありません。

しかし治療の甲斐なく、神経が虫歯の進行に抵抗できず自然に死んでしまう場合もあります。痛みの症状がなくなった場合には、神経が生存できた場合と、死んでしまった場合（失活）が考えられます。

痛みに気持ちを惑わされず、神経（歯髄）の大切さは十分に心しておいてほしいものです。

歯を守るために大切な根管治療

当院を訪れる患者さんたちは、他の歯科医院での治療でさまざまなトラブルに見舞われ、どうしようもなくなってやってきた方がとても多いのです。すでにいろいろな歯科医院で治療を受けられ、私

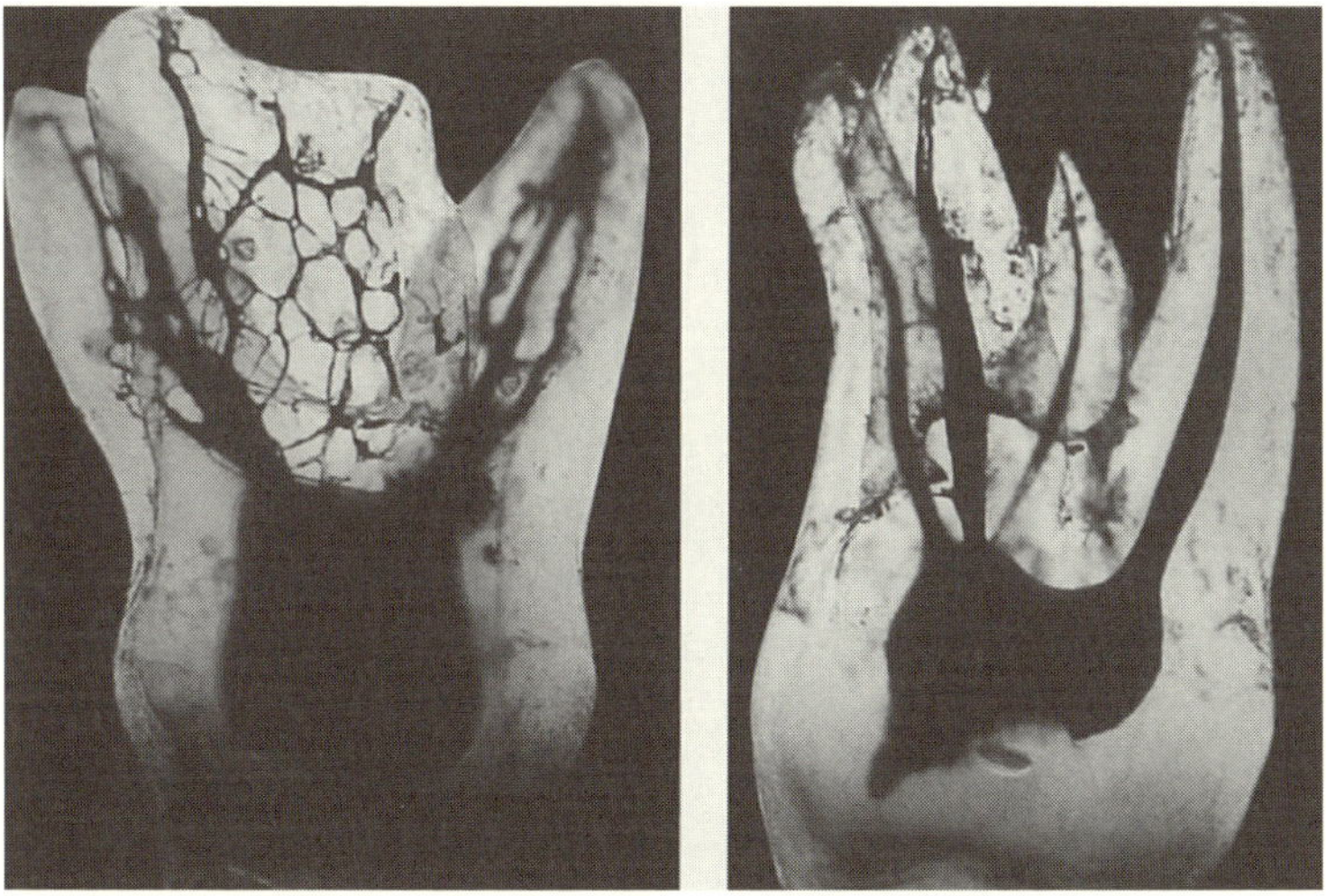

細かく張り巡らされている神経。これを全て取り除くのは不可能！

と出会ったときにはすでに神経を取られて、次は抜歯という状況から、逃れてきた人たちがたくさんいます。

そうした方たちの状態を診てみると、ほとんどは不適当な根管治療によるものです。

神経を取られてしまった歯は、抜歯に向けてまっしぐら。そうならないためにも、大切なのが神経を取ったあとの処置、根管治療です。

皆さんはまず、神経を取る、というと何か細い根っこのようなものがひょろひょろと歯ぐきから抜かれてくるようなイメージを持たれるかも知れません。でも実は神経は処置中に顕微鏡を通しても、見ることはできません。神経を取るとは、歯の象牙質の部分を削って穴を開け、神経を含む歯髄組織を掻きだす作業をいいます。この歯髄組織には神経だけでなく、血管が通っており、これをできるかぎり掻きだします。この作業の過程でまず第一に出血が起こることで、我々は歯髄の中の神経を取っていることを確認します。歯科医にも神経を見ることは不可能で、神経を目で直接見て処置をしているわけではないのです。

人間の体は血液が循環することによって生かされていますから、**歯髄を取り去ることで、痛みはなくなりますが、歯の命もなくなります。**根管とは、歯の神経が入っている細長いトンネルのような穴で、それをきれいにする処置を根管治療といいます。

根管治療はかなり多くの方が経験されていると思います。細いファイルといわれる器具を使って、根の穴を探り、少しずつ歯髄を掻きだして穴を広げていき、最終的にはその部分には根管充填材が充填され、細菌が入らないように密閉する処置です。その後にレントゲン写真を撮ると、治療した歯の下の部分に白い棒のような影が映り、「はい、きれいに根の治療ができました」と言われたことはありませんか。

私は本来、歯を死に至らしめる、麻酔をして神経を取る処置はしていないので、根管治療も行う必要性はありません。しかし現実には、多くの根管治療を行わざるを得ないのです。それは患者さんが以前、他の歯科医院で根管治療を行ったにもかかわらず、根の先が痛み出して困って当医院に来られ、私が再度根管治療をやりなおさなければならない、といった例がとても多いからです。

この根管治療はとても重要で、**きちんとした処置が行われていないと、根の部分が細菌に感染し**

て、再び炎症を起こすなどのトラブルが生じやすくなります。神経を取ってしまった時点で、歯は死んでしまいますから、神経とともにあった血液の流れも失われてしまいます。血液が流れなければ生体として回復する自然治癒の力が失われてしまいます。そのためかぶせ物がきちんと密閉されていなかったり、新たな虫歯ができて根の奥に細菌が侵入してしまうと、細菌にとっては格好な住まいとなり、どんどん菌を繁殖させていきます。体調が優れずに抵抗力が弱くなった状態の時などに、そこの部分で菌が活発に反応して、痛みや炎症を起こしやすくなります。

そうなるともう一度かぶせ物を外して、根管内を掃除して細菌を掻きだし、改めて根管充填材を詰めなおす治療が必要になります。

私が、他の歯科医が行った根管治療をやりなおさなければならない事態に陥るのは、彼らがきちんとした根管治療を行っていない、行えないという現実を示しています。実は根管治療というのは、かなり技術を要する治療です。

根管はとても狭く暗い穴で、そこでの処置は、肉眼で行える処置には自ずと限界があります。アメリカでは根管治療を行う専門医には、顕微鏡治療を義務付けているのも、こうした理由があるからです。しかし日本ではほとんどが、肉眼では歯の根の細やかな部分まで目で見ることができず、ほとんどが手探りの根管治療を行っています。

私は**顕微鏡治療を始めて、これまでの根管治療がいかに大雑把なものであったかを痛感**しました。

実は歯の根っこの神経は網目のように複雑に広がっていて、細菌が広がるとそれをすべて取り去ることなど不可能であることもわかりました。

それでも顕微鏡を使って根管治療を行うことにより、全部の穴から細菌を掻きだすことは難しいものの、**穴の奥まで光を当てて目視することができるので、細い専用の器具を使って、できるだけきれいになるまで掻きだす**ことができます。

そうした後に根管洗浄剤を使って根管洗浄をし根管充填、そのあとかぶせ物をして、根管治療を終えますが、このかぶせ物も、顕微鏡を使って何倍にも拡大して見ながら調整することで、**歯と人工物の繋ぎ目をぴったり合わせることが可能となり、内部に菌が入ることを予防する**ことができます。

ちなみに他の歯科医院で治療された詰め物やかぶせ物を顕微鏡で覗いてみると、すべてといっていいほど、歯と人工物の間には隙間がありました。もちろん肉眼ではわかりませんから、先生たちはきれいに処置できたと思われていることでしょう。

見えないものが見える、ということはこうした真実も語ってくれるのです。

細菌の大きさは数ミクロンといわれていますから、医療用の顕微鏡を使っても目に見えるものではありません。網目のように広がっている根管のすべての細菌を掻きだすことも不可能。しかしできるだけていねいに汚れを掻きだした後に洗浄をし、適合状態の良い詰め物やかぶせ物をすれば、密閉された状態でほとんど菌が繁殖することはないと思います。

これが再発の可能性を極めて低くする、本当の根管治療です。

ところがこの根管治療がきちんと行われていないと、何度も根の治療を繰り返すことになり、徐々に歯や根っこの状態が悪くなっていくため、抜歯、という道へとつながることが多くあります。

必要のない歯は自然と抜けていく

何度も繰り返しますが、私の歯科医院では歯を抜きません、神経を取りません。しかしそれでも失われていく、神経、歯はあります。

それは歯科医師の手をかけずに自然と抜けていく歯、失われていく神経です。

私のところの治療では、歯が根っこの部分しか残っていなくても、抜かずにそのままおいておきます。すると徐々に歯ぐきが歯を押し出していって、ポロリと抜けてしまうことがあります。それは**体がこの歯は不必要だと判断して、体の外へと押し出してしまった**と考えられます。

時間をかけて細胞が、徐々に歯が抜ける準備を整えていくので、そうして抜けたときは、痛みもなく、出血もありません。ほとんど傷口というものもありません。乳歯が自然と抜けたのと同様に、必要がなくなったと体が判断すれば、自然とそうなります。

体が必要としないと判断した歯は、歯科医がどんなに努力してもつなぎ止めることはできません。

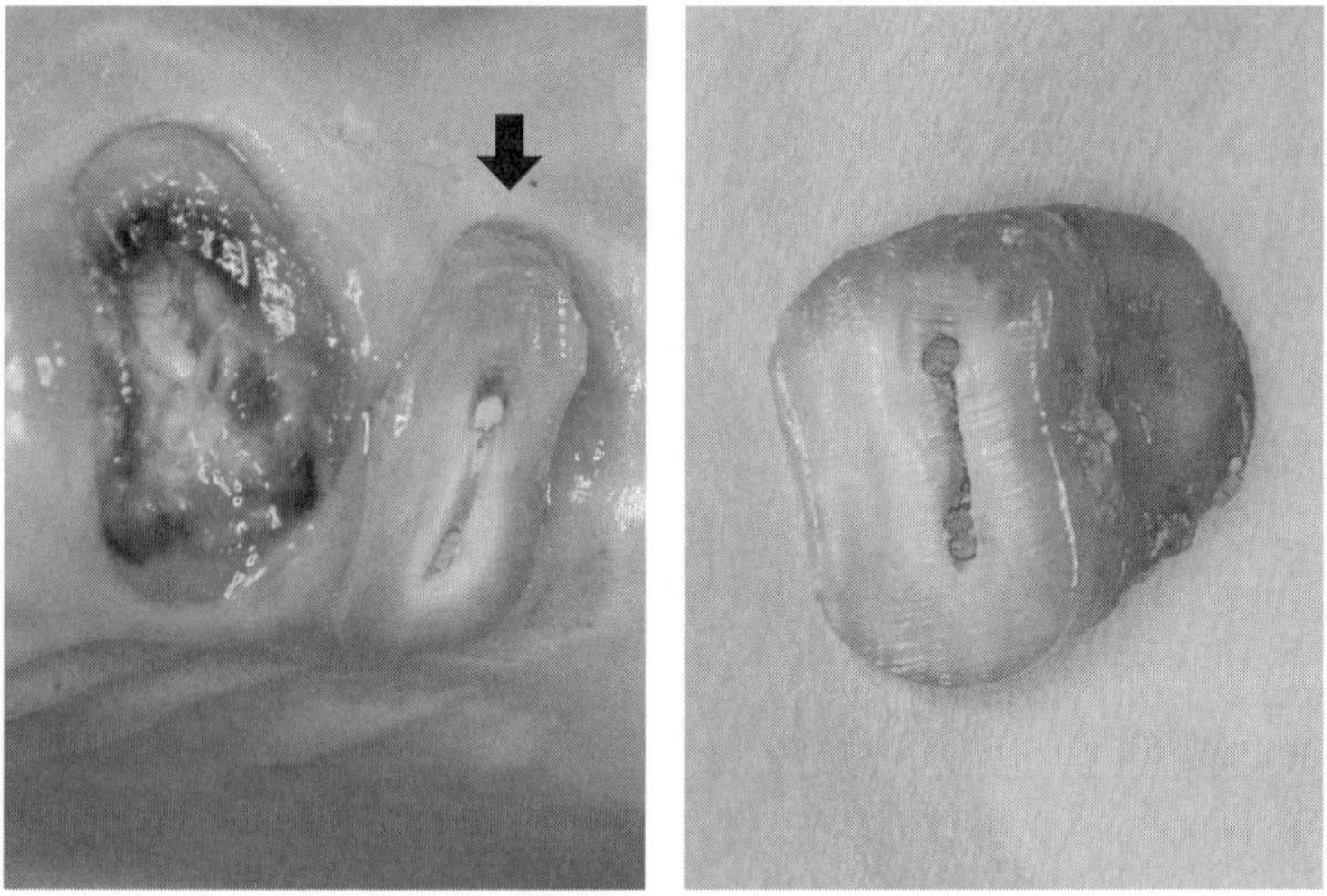

体が不必要と判断し、自然に抜け落ちた歯

結局、人の力によって何かを変えることはできない自然の摂理があるからです。**体が何を求めているかに耳を傾け、その方向に従うのが私たちの役割**です。人間は自然の中に生かされているのです。人間中心ではありません。体の発する信号を受け止めていくことは、時間がかかることです。早急に痛みを取りたい、邪魔だから歯を抜いてしまえ、というのはやはり生体の声を無視した暴挙であり、そのしっぺ返しは必ず自分の体に受けるものだと私は思います。

繰り返しますが、生体が発している声を聞き、自分の体調を整えて、自然治癒力を引き出していく。医者が病気を治すのではありません。**自然治癒力という生命力で、人は自分自身で病気を治していくのです。**歯の治療においても同様です。ですから私は患者さんに寄り添いながら、待ちの治療の大切さを伝えています。

【第４章のポイント】
◎歯を抜くのは「治療の放棄」、歯を残すのが「治療」。
◎歯は抜かれても当然と思ってはいけない。
◎正しい根管治療が歯の寿命を延ばす。

第５章

私が保険治療を止《や》めた理由

～自由診療だからできること～

自由診療ってなんですか？

☆ミチルさん（女性・45歳）の場合

「ここの歯医者さんは自由診療だとお聞きしたのですが……」

初診で訪れたミチルさんは開口一番、先生にそうたずねました。

「そうなんですよ。うちは自由診療のみで、保険診療を行っていないんです」

「そうですか。自由診療ってお高いんですよね。私はセラミックとか、高い金歯とか入れなくてもいいんです。きちんと治療していただきたいのですが」

「その通りです！　高い材料を使った歯を入れることが自由診療と考える患者さん、歯科医がほとんどです。でも、本当の自由診療の意味は他のところにあるんですよ。おっしゃるように、きちんとした治療をしたいから、しっかりと自分の話を聞いてくれて説明してほしいからと、自由診療を選ばれる方も多くいらっしゃいますよ」

先生は続けてはしもと歯科で行われている治療について説明しました。

「自由診療とは、患者さんがどんな治療を望まれているかをきちんと理解し、その望みに最善を尽くしていく治療をすることだと思っています。だから患者さんのお話をじっくりと聞いて、それから一緒に治療方針を考えていきます。何か、気になることがありますか。遠慮なくどうぞ」

先生がたずねると、ミチルさんは奥歯を指して言いました。

「実は、先日お煎餅を食べていたら、差し歯が取れてしまって。実は他の歯医者さんで根が折れているので抜かなければダメだと言われてしまいました。この歯、抜かずに治療したいんですが、正直、どれくらい費用がかかるか心配で……」

「わかりました。これから診察をしてみないとわかりませんが、そこでおおよその費用がわかりますので、それから決めていただいて結構ですよ。難しいようなら、他の方法も考えてみましょう」

「そうですか。正直にお聞きして良かったです」

「患者さんに納得いただいてから行うのが自由診療ですから。気になることはなんでも相談してください」

「ありがとうございます」

自由診療の歯科医院は、患者さんにとってはどうしても敷居が高くなりがちです。その理由はやはり、診察にかかる費用のことが気にかかってしまうからでしょう。患者さんも積極的に歯科医師と話し合いながら、納得できる治療を行えるのが自由診療。お金の話も遠慮なく話し合える、そんな関係が理想です。

保険診療の限界

日本には国民皆保険という素晴らしい制度があります。大きな病気をして医療費がたくさんかかっても、保険制度によって支払う料金が低く抑えられ、たとえ収入が少ない人でも、きちんと医療機関にかかることができます。この医療制度は、もちろん歯科治療にも適用されます。ですから皆さんは安心して、虫歯や歯周病の治療をするために歯科医院に足を運ぶのでしょう。

私も大学を卒業してから、口腔外科での医局員、さらに勤務医時代を経て、やっと開業したときには、当然のように保険治療を行う歯科医院をやっていました。私は実家が歯科医院だったわけでもなく、普通の家庭で育ちましたから、開業するにあたっては開業資金がないために、これまでお世話になっていた歯科医師の先生に保証人になっていただくなどの協力を得ながら、たくさんの借金をして、開業歯科医という夢を叶えました。

それでも真面目に歯科医療をしていれば、コツコツと借金を返すことができ、普通の生活ができる、と思っていました。しかし実際に開業してみてわかったのは、歯科医院の経営は極めて厳しい環境にある、ということでした。その根幹にあるのは、国が定めた健康保険の歯科における診療報酬の不条理さです。患者さんの希望通り、歯を残したい治療を真剣に行っていると、経営できないのです。

現在の保険制度は、行ったことについて保険請求するというもので、歯を残したかどうかではなく、いわゆる出来高払いです。初診から終了まで、診療内容の辻褄が合えば良いのです。患者さんや歯科医の希望はまったく含まれません。

保険は一点あたり一〇円で換算されるのですが、歯を削って何点、詰めて何点、かぶせて何点、抜いて何点というように一つひとつの処置に対して点数が決められていて、その点数の合計×一〇円が歯科医院の収入となります。一般的な患者さんは、窓口で三割負担となります。

しかしご存じのように、日本の国家予算は逼迫し、高齢化社会が進む中で年々膨らんでいく医療費にも厳しいメスが入れられています。特に歯科においては、厳しい締め付けがあるのが現状です。すなわち歯科の医療費は、他の医科と比較すると、非常に低い点数設定がなされています。

そのため高額な医療機器を購入し、家賃を払って、スタッフに給料を払いながら、歯科医院を経営していくだけの収入を得るためには、我々のような個人開業歯科医はたくさんの患者さんを診察し、たくさんの健康な歯を削り、詰め物やかぶせ物をしたり抜歯をしたりして、一生懸命に点数を稼がなくてはなりません。

「医療」ではなく「医業」なのです。歯科専門の経営コンサルタントによれば、一般の開業歯科医が経営をしていくためには、一人の歯科医が一時間に最低でも四人の患者さんを診ることが必要。それは一人の患者さんに十五分しかかけられない、ということです。その中にはカルテを書く時間も含まれています。

一人あたりの診療時間を短くするためには、さまざまな工夫がいります。点数がつかない患者さんへの説明は最小限に、型取りや詰め物の調整、歯科衛生士や歯科助手にもできる処置はなるべく任せて、時間のかかるかぶせ物の調整や根管治療などもなるべく時間をかけずに手っ取り早く……。なかにはレントゲン撮影までも、歯科衛生士や歯科助手が行っている場合があります。

歯科医にとって、自分が生活していくために、患者さんを治すか治さないかではなく、決められた方法でなるべく簡潔に、そして数多く処置して人工物を入れ、利益を上げていくことが求められているのです。

私自身は、こうした保険治療の縛りがある中でも、できるだけ患者さんのためになるようにと、努力を重ねてきました。しかしそれにも限界があります。

たとえば保険診療では、そこに組み込まれた治療法の選択肢から選ぶしかなく、その患者さんにとってもっと良い治療法が他にあっても、それを提供することができないということがあります。

また、患者さんには自分の歯の状態がどのようになっているかを知ってもらい、自分の考える治療法を説明し、納得して治療を受けてもらいたい。しかしこうした説明を行うカウンセリングは、保険では請求ができません。

歯の根っこの部分に細菌が増え炎症を起こしている患者さんに、きっちりと根管治療を行って、再発しないようにするために、時間をかけてていねいに内部の汚れを掻きだすには一時間近くはかかってしまいます。しかしそれで保険で請求できる金額は千五百円から四千四百円程度。

自分が開業医として歯科医院を経営していくためには、最低ラインの収入を確保しようとすると、それではけっして自分が納得できるだけの治療を患者さんに与えることができない、ということがわかりました。

保険診療で歯科医療が行われ続けるためには、本当に患者さんの歯を治す治療を行うことを目指すのではなく、そこそこ痛みを取って、患者さんに治療したと納得してもらい、再び虫歯や詰め物が取れたら来院してもらって、修理をする。それで痛みがなければ診察を終え、もしそれでも痛みがあれば抜歯。こうした処置でヨシとすること、それが保険診療で生きていく世界。

しかしそうした最善を尽くさない歯科治療の中で、すべてとは言いませんが、これまでの歯科治療では満足がいかない、あるいはこうした歯科治療によって困難な状態を引き起こしてしまい、解決できない悩みに苦しんでいる人たちもいました。

患者さんに**正しいことを伝えて、できうる限りの最善の治療をして、歯を守り、歯で本当に困っている人たちを救いたい**、それが私が自由診療を決意した理由です。

私が目指す自由診療のあり方

一人ひとりの患者さんに向き合い、その患者さんに求められるベストな治療を提供する、それが私の歯科治療のポリシーです。自由診療はその名のとおり、自分の考える、できうる限りのベストな診療を自由に選び、患者さんにも納得していただいた上で提供するものです。その際には、患者さんの希望どおりには技術的に難しい場合は、きっちりとできないことをお伝えし、その中で最善の策を患者さんと共に考えていきます。

私が行っている診療形態では、具体的には次のような自由診療によるメリットがあると考えています。

- **カウンセリングで患者さんに治療方針をきちんと説明できる。**
- **歯を生体の一部として捉え、歯科治療を行う。**

・治療にかけられる時間を自由に設定できる。
・最新の器材や材料を自由に使える。
・自分の技術料として、治療費を提示できる。

これは患者さん側から考えると、次のようなメリットとなります。

・要望、希望に十分に配慮してくれる治療が受けられる。
・歯科医師が自分だけに集中して治療を行ってくれる。
・最新の治療が受けられる。
・治療方針に納得して、治療を受けられる。
・費用に関しても、納得してから治療を受けられる。

もう少し具体的に説明していきましょう。

カウンセリングで患者さんに治療方針をきちんと説明できる

皆さんは自分の歯をどのように治療してほしいか、正直に歯科医師に話したことはあるでしょうか。診察用のイスに座り、上から先生に見おろされ、しかも自分の口の中の状態はほとんどわからないままで、自分の考えを伝える勇気はほとんど持てないのではないでしょうか。結局、先生の言われることにうなずいて、先生の意のままに治療を受けてしまうという方がほとんどでしょう。

しかし、それは保険診療では仕方がありません。なぜなら歯科医師が、治療に関して話をして、一生懸命に病気の説明や治療法について説明をしても、それは歯科医院の収入には一円にもならないからです。カウンセリングに関して、請求できる点数はありません。話をすればそれだけ診療時間も長くなってしまいますが、人数をこなしたい保険治療では、できるだけ一人の診療時間は短めにすることが必要となります。

自由診療ではカウンセリングの時間をとるのが一般的です。患者さんが納得して治療を受けることが大前提ですから、**歯科医側も自分の考える治療方針を説明し、患者さんが何を求めているかをしっかりと把握し、理解し、その上で治療へ入る**ことが重要だからです。

私はカウンセリングでは、患者さんと一対一で、正面で向き合ってマスクを外し、まず患者さんの現在の訴えや現病歴を十分にお聞きし、さらに次のような説明をします。

・当医院で行っている治療内容
・当医院の歯科医療観（歯科に関する考え方と取り組み方）
・「治療」と「修理」の違い！
・「デンティスト」と「歯科医師」の違い！

さらに患者さんの状況に応じて、デジタルレントゲン・口腔内写真・歯型模型・咬み合わせ・顎機能解析装置（ナソヘキサグラフ）・細菌検査などでの口腔内のチェックを行った上で、なぜそのようになったのか、原因について考え、時間をかけてご理解いただけるまで説明します。そしてじっくり話し合いをした上で、納得のいく治療の計画を立てていきます。

さらに患者さんの特別な事情、個人的な希望など、たとえば一ヵ月後に同窓会があるので、それまでに気になっている前歯を治療してほしいなどの希望も、遠慮なく話していただきたいと思っています。

・「医師」と「歯科医師」の違い！

初診で行うカウンセリングには、一時間半から二時間程度のたっぷりとしたお時間を用意していま す。最初は緊張していた患者さんも、少しずつリラックスされて、本音でこれまでの悩みやトラブルを話していただけるようになります。

歯科医と患者の関係もひとつには相性もあり、お互いが信頼をして、納得のいく治療を行うために、私はカウンセリングをとても重要視しています。

治療にかけられる時間を自由に設定できる

保険診療では、歯科医院を維持するためには、毎日ある程度の人数の患者さんの治療が必須条件でした。一人の歯科医でだいたい一日に二十五人から三十人程度はこなさなければなりません。しかし自由診療であれば、一人の患者さんに必要なだけ、時間をかけて治療を行うことができます。

当院では、歯科医は私だけですので、一人の患者さんだけしか診察室にはいません。それも**一人の患者さんの治療に集中するため、他の患者さんを入れることはありません。**たった一人の患者さんのためにその日に行う治療の時間を十分に取って、治療に当たります。

少なくても一時間から二時間、あるいは午前中のすべてを一人の患者さんに当てることもあります。さらに私の患者さんの中には、外国で生活していて、日本に戻ってきたときに私の歯科医院へ来て診察を受けてくださっている患者さんもいます。その方のようになかなか時間が取れないような患者さんの場合は、一日貸切でその患者さんの治療のみを行うようなことも可能です。

その患者さんのその日の**治療のために、どのくらいの時間が必要なのかを事前に考えて、またその患者さんの個人的な状況にも配慮して、治療のスケジュールを考える**ようにしています。

最新の器材や材料を自由に使える

最新の設備を導入している歯科医院が、どこも良いと限らないのは、第1章でも説明しました。しかし、**最新あるいは先端の機器を活用することによって、より高度な歯科治療を可能とする**ことは多くあります。

たとえば顕微鏡治療もそのひとつです。肉眼では見えないものをしっかりと目で捉えつつ行う歯科治療によって、まったくレベルの異なる繊細な技術が可能となります。その結果として、私の歯科医院では麻酔を行わない歯科治療、虫歯は最小限にしか削らない歯科治療、完全に近づける根管治療などを可能としています。

また、歯科治療に使える薬にも、保険診療では厚生労働省によって決められていますが、自由診療であれば患者さんの同意のもと、**より効果の高い薬を自由に使う**ことができます。

歯の寿命を延ばし、再発を防ぐために大切なのがかぶせ物や詰め物の作製です。これらは歯科医師の手によるものではなく、歯科技工士によって作られます。実は歯科技工士の技術もとても重要なのです。当院では型取りのすべての工程は私の手によって行われ、詳細にチェックしたものを、歯科技工士に渡しますが、かぶせ物、入れ歯などの種類ごとに、**技術的に優れた歯科技工士を選別し、より精度の高い物を仕上げる**ように努力しています。

経過観察を含め長期にわたる治療計画が立てられる

保険治療では予防に関する点数がほとんど認められていません。そのため歯科医師はどんな患者さんであっても、点数を稼ぐために何らかの処置を行おうとしてしまいます。まだ削る必要がない歯を削ってしまったり、ゆっくりと時間をかけてその経過を見守ったほうがよい場合にも、神経を取ってしまったりする状況が起こってしまいます。それは患者さんの歯のことをいちばんに考えない、点数稼ぎの攻めの治療だと私は思います。

歯も人間の生体の一部であり、生きようとする力があります。その力を引き出して、治癒に向けての道筋をつけてあげるのが、私が目指している治療です。そのためには時間をかけてゆっくりとその状態を見守りつつ、治療を行っていくことが大事です。**待ちの治療こそが本来の生命力を導きだす治療であり、それを念頭に時間をかけて患者さんと共にあることを目指しています。**

これはかかりつけ医として、一生その患者さんと共にありたいという私の願いでもあります。

患者さんが知りたいお金の話

歯科治療において、自由診療は患者さんにとって本当に必要な、ベストな治療が受けられる、というメリットがある反面、保険治療と比較してかなり高額な治療費がかかってしまうというマイナス面があります。また、具体的にどれくらいの費用がかかるかがわかりにくいところが、患者さんにとっての大きな不安材料になってしまいます。

私自身も、けっして高額な治療費が欲しくて自由診療に踏み切ったわけではありません。ただ、前述したようなさまざまな理由から、自分が歯科医師として本当に患者さんのための歯科治療を行っていくためには、保険治療で自分にできる技術のベストを出しきらずに、患者さんの歯を治せない歯科医師であることを続けるか、自分の最大限の力を出しきって患者さんの歯を一本でも救っていく歯科医師であるかを考えたとき、歯科医院を経営しながら後者の道を選択するためには、自由診療の道を選ばざるを得なかった、というのが真相です。

同時に、自由診療であっても「きちんと歯を治す治療をしてほしい」「歯の悩みを相談したい」と考え私の歯科医院を訪ねてきてくれる患者さんがいることで、自分の存在が確かに世の中で必要とされていることを認識することができました。

とはいえ、やはりお金は大切です。私の歯科医院に直接電話をされてきて、「虫歯を治療してほしいがいくらかかるか？」と、単刀直入に聞いていらっしゃる方もいます。自由診療では、**治療を受ける前にどれくらいの金額がかかるかを知りたい、というのが患者さんたちの本音**でしょう。

しかし患者さんの歯の状態は一人ひとり違います。ひとつの虫歯でもその進行によって、一日で治療が終わる場合もあれば、数回かかる場合もあります。まだ口の中の状態を診ないうちから、診療費をお伝えするのは難しい、というのが正直なところです。

それでは患者さんの不安が拭えないことから、当院ではこのようなシステムで、患者さんにご理解をいただくようにしています。

まず一回目に来院していただいたときは、カウンセリングのみで治療はしません（ただし、応急処置が必要な場合は行います）。費用はカウンセリング料を含めた、初診料をいただいています。

ここで私の診療方針をご理解いただき、患者さんに治療を受ける意思があるかを考えていただきます。また患者さんがどんな治療を望まれているかを私が理解した上で、どれくらいの費用がかかるかの大まかな金額をご提示します。

この段階では次の予約を取ることはせず、一度ゆっくりと考えた上で、改めて治療の意思があれば改めてお電話で予約をいただくシステムを取っています。また、費用的に厳しい、やはり保険で治療したいと言われる方には、保険治療を行っている歯科医院の受診の仕方などをお教えしたり、技術的に設備の整った環境での治療が必要と考えられる場合には、大学病院をご紹介することもあります。

また、これは自由診療ならではのことと思いますが、ご自身の予算に応じた治療というのも可能です。たとえば二本の歯を治療する必要があるけれど、一歯分の治療費しか出せない、というときにはまず一歯だけ治療して、もう一歯は症状があまり進まないような処置をしておき、一年後とかに改めてきちんとした治療を行うような形をおすすめすることもあります。

自由診療では、患者さんの希望に沿って、どんな方法の治療も行うことができます。費用も含めて、患者さんとともに、よりよい方法を考えていくことが可能です。

正直にお話しして、確かに自由診療ではかなり金額が高額になります。しかしインプラントを入れて数十万を支払うのと、自分の歯を生かすことに同様の金額をかけるのと、どちらが本当に価値があるのか、それをしっかりと考えていただければ、その答えは自ずと出てくるような気がするのですが、いかがでしょうか。

患者さんたちそれぞれの理由

「自由診療でもいい。とにかく私の大事な歯を守れる、安心できて、納得できる治療をしてください」

当院にやってくる患者さんの声を集約すると、そういうことになるでしょうか。他の歯科医院で診察を受けたら、抜歯以外に道はないと言われた。麻酔をしないでと言ったら治療はできないと断られたなど、もうどこの歯科医院に行ったらよいのかと、すがるような思いで足を運ばれる患者さんがとても多くいます。

じっくりとお話をうかがうと、同業者として申し訳なくなるような、体験をされてきた人も多くいらっしゃいます。

たとえばある患者さんはとても歯を大事にしていて、定期的にメンテナンスに通っていらっしゃいました。あるとき、小さな虫歯があると言われ、まったく自覚はなかったのですが、早めに治療をしましょうと、削り始めました。ところが案外虫歯が大きいと、ガンガンと、歯ぐきに達するほど削られてしまいました。歯ぐきからは大量の血が流れ出し、本人も歯科医もびっくり。さらに驚いたことに、もう抜かないとならない、と言われてしまったそうです。

本人にとっては青天の霹靂。まったく痛くもなかった歯が、歯科医院に行って、どんどんと削られ、ついには抜歯まで宣告されてしまったのですから。その歯科医院への疑念から当院にいらした患者さんでしたが、口の中を拝見して、歯ぐきまで削られてしまった歯を見て、愕然としました。しかし残された歯はまだしっかりとしているため、私はこの歯をこの状態のまましばらく様子を見ることにしました。するとしばらくして、歯ぐきが残りの歯をしっかりと支え出し、まさしく生きたいと訴えていました。抜歯をしなくても十分に補修をすることで、痛みもなく使えるようになりました。

またある患者さんの場合には、歯科治療自体に大変な不信感を持っていらっしゃいました。これまでさまざまな歯科医院にかかって来たものの、自分の納得のいく歯科治療をしてもらえなかった、と言います。ついには歯科医師への不信感から、唇に器具が触れるだけでも、気分が悪くなってしまうのだそうです。そうしてしばらく歯科医院から遠ざかっていたものの、虫歯が痛み出してどうしようもない、と当院を訪れました。

私はじっくりとその患者さんの話を聞いた上で、なるべく患者さんの負担のない形での治療を進めることをお約束しました。顕微鏡治療では、ほとんどが器具を使った治療になるので、大きな口を開けなくても治療ができますし、麻酔をかけないので途中で気分が悪くなることはほとんどないことを伝えました。また治療をしている映像を撮って、治療後にどのような処置が行われたかを患者さんと一緒に映像を見ながら説明していきました。こうしたことから私への信頼を厚くしていただき、これまであんなに歯科医院が嫌いだったのに、当院に来るのが楽しみになったと、おっしゃっていただき、笑顔で当院に通っていらっしゃいます。

その他にも、当院には医療関係者の方が患者さんとして足を運んでくださいます。なかには脳神経外科、精神科、皮膚科の先生もいます。

こうした医療に携わる先生方に信頼をいただけているのは、私が歯を生体として捉え、歯科治療を医療として、病気を治すために努力をする姿勢を評価していただいているからだと思います。医療では患者さんの病を治すことが当然のことであり、それは歯の治療においても実現させなければならないこと。そのための治療を行っている歯科医師がほとんどいない現状に怒りさえ感じながら、最終的に当院を認めていただき、私をかかりつけ医として信頼していただけていることは、私になによりも自信と勇気を与えてくださいます。

日々、さまざまな患者さんが、さまざまな問題を抱えながら、当院へと足を運んでくださいます。やっと**信頼できる歯科医院が見つかった、そう言っていただける患者さんの声を支えに、最善の歯科治療を行うためには、自由診療という形を選ばざるを得なかった**ということをご理解いただきたいと思います。

【第5章のポイント】

◎ベストな治療は自由診療でなければ実現しない。

◎自由診療だからこそ費用は患者さんの納得が必要。

◎自由診療に救いを求める患者さんが増えている。

歯医者のひとりごと④

はしもと歯科の診療の特徴と流れ

当院では、初めから終わりまで、患者さんと私の一対一での治療を原則とし、**診療室には他の患者さんはお入れしません。**患者さんの口に触れられるのは、国家資格を有した歯科医と歯科衛生士のみであり、無資格者の歯科助手が患者さんの口に触れることは一切ありません。歯科医師である私が一人の患者さんに集中して治療するためであり、また患者さんもまわりを気にすることなくリラックスして治療を受けることができます。

ここでは、当院にかかられる患者さんの一般的な治療の流れについてご説明します。

◆予約申し込み

お電話での初診の予約の申し込みを受け付けています。初回の来院時には、一時間三〇分ほどの時間を要しますので、その心づもりをお願いします。

※当院は**自由診療のみを**扱っています。

◆初診

初診では原則、治療は行いません（ただし応急処置が必要な場合は行います）。

まず患者さんの「主訴」と「現病歴」をお聞きして、「口腔内診査」を行います。さらに**当院での治療方針と歯科医療観、なぜ麻酔をしないのか、なぜ抜歯をしないのかなどをご説明します**（所要時間一時間三〇分程度）。治療をご希望する方は、**改めて後日、電話にて予約**をとっていただきます。その場で次の予約を受けないのは、患者さんにじっくりと考えていただく時間を設けるためです。大まかな費用についても、ここでご説明します。

◆検査（二回目）

当院ではデジタルレントゲン、口腔内写真、歯型模型、噛み合わせ、顎機能解析装置（ナソヘキサグラフ）、細菌検査が可能で、患者さんの**歯の疾患の状態に合わせて必要な検査を行います**。また専用の顕微鏡で撮影した画像を見ながら、患者さんに現在の状況と原因について説明します。さらにじっくりと話し合いをした上で、**納得のいく治療プランを一緒に**立てていきます。

◆治療（三回目〜）

治療プランに沿った治療を行っていきます。当院では原則すべて顕微鏡による治療が行われ、**麻酔は一切行いません。**

治療のコンセプトは虫歯については、小さい虫歯はすべて除去を基本とし、神経の近くまで侵食している虫歯に関しては、神経保存療法にて治療し、神経を保存する努力をします。**抜歯は行いません。**歯周病については、歯周治療をして口腔環境を改善し、揺れなどが見られる場合は固定して治療を行っていきます。どんなにぐらぐらでも、**抜歯は行いません。**

※診察・治療の流れに関しては、一人ひとりの患者さんによって状況が異なるため、一般的な例として説明しています。

◎はしもと歯科のカウンセリング

当院では、カウンセリングのみの患者さんも歓迎しています。実は自由診療では費用的に厳しいけれど、でも歯を残せるような歯科治療を受けたいと考えている方もたくさんいらっしゃいます。そういう方にはぜひ、カウンセリング料は必要となりますが、当院でのカウンセリングのみの受診もおすすめしています。

保険治療では、患者さんはどうしても歯科医に治療を任せきりになってしまい、その結果、治療に納得ができずに不満を持ってしまいがちです。しかし知識をしっかりと持って、歯科医ときちんと向き合えるようになれば、そうしたトラブルを少なくすることもできます。歯を守るのは、患者さん自身です。カウンセリングでは、本来、歯を守るための歯科治療の考え方をお話しし、保険治療を行っている歯科医院の受診の仕方と先生への説明方法をお教えしています。また技術的に設備の整った環境での治療が必要と考えられる場合には大学病院をご紹介することもあります。

歯科治療に悩まれている方はとても多いので、当院で治療をするしないにかかわらず、すべての歯に悩む方たち、苦しんでいる方たちの助けになれるようにしたいという思いから、実際に治療を行わなくても、知識の面からのアドバイスを行います。それが当院のカウンセリングのもうひとつの形です。

第6章

まだインプラントを入れたいですか？

〜危険がいっぱいの最新治療の真実〜

健康な歯で幸せな老後を

☆ユウスケさん（男性・72歳）の場合

「この年になると、美味しい物を食べるのが、いちばんの楽しみだね」

久しぶりに中学校時代の同級生たちと居酒屋に来たユウスケさん。好物のもつ煮込みを口にしてごきげんです。でも友人が注文したスルメを見て、ちょっと顔をしかめました。

「最近、歯が弱くなってねぇ。奥歯が痛むんだよ。コウちゃんはまだスルメ、食べられるのか、スゴイねぇ」

「この間、歯医者さんで入れ歯を作りなおしてね。なかなか調子がいいんだよ」

友人のコウちゃんは自慢げにスルメを口に放り込みました。

「入れ歯なの？　実は先日、歯医者さんに行ったら、奥歯がぐらついているから、抜いてインプラントにしたらどうかとすすめられたんだけど、どうしたものかと悩んでいるんだ」

ユウスケさんは、歯医者さんの言葉を思い出しながら、話を続けました。

「取り外したりする手間がないから、面倒がないらしい。自分の歯と同じように噛めるって言うから、いいかなぁとも思うんだけど……」

「インプラントかぁ。そういえば最近、近所の人がやったって聞いたけど、顎の骨、削るんでしょう。ちょっと顔が腫れてたみたいだったけど、大丈夫なの？」

コウちゃんが心配そうにたずねました。

「俺の知り合いもやったよ。一時間もかからずにできるらしいから、そんなに大変なことはないんじゃないかなぁ。麻酔もちゃんとしてくれるんだから。インプラントって最新の治療でしょう」

若い頃から楽天家だったもう一人の友人が、明るく口をはさみました。

「そうそう、この間、テレビでインプラントを入れた後に、トラブルが起きて問題になってるってやってたの思い出したよ。よく考えたほうがいいよ、ユウちゃん」

いつも慎重派だったコウちゃんがさらに言いました。その言葉にインプラントに気持ちが傾き始めていたユウスケさんも思わず目を見張りました。

「本当かい？ そうだね、もっとしっかりいろいろと調べてみるよ。自分の大事な歯だから、先生にももっとよく、話を聞くとしよう」

「入れ歯も悪くないぞ」

スルメを噛みながらコウちゃんはニヤリと笑いました。

「とにかく、これからもずっと、美味しく食べていられることが望みだよ」

ユウスケさんが言うと、友人たちも笑ってうなずきました。


歯を失うことは、高齢者にとって大きな心配事のひとつ。誰でもいつまでも好きなものを美味しく食べられる人生でいたいですからね。最近はかかりつけの歯科医院で、インプラントをすすめられる方が増えてきました。でも、歯科医の言葉を鵜呑みにしてはいけません。今、インプラントにはさまざまなリスクがあることが明らかになっています。

本当は怖いインプラントの話

歯科の先端治療として、皆さんにもっともよく知られているのが、インプラントではないでしょうか。もともとインプラントとは、体内に埋め込まれる医療用の器具の総称で、歯科用のものは正しくはデンタル・インプラントといいます。しかし最近ではインプラントといえば、一般的にはこのデンタル・インプラントを指すことが多くなりました。

歯科で使われるインプラントとは、虫歯や歯周病などで歯を抜かれた後に、チタン製あるいはチタン合金製の支柱を顎の骨に埋め込んで、その上部に人工の歯を装着する方法です。入れ歯のように取り外す必要がなく、自然な歯と同様に見えることから、失った歯を再び取り戻せる新たな方法として注目されています。

歯科におけるインプラントの歴史をひもときますと、一九八〇年前後から欧米で広まり、日本では一九九〇年代に入ってから、アメリカから技術を学んできた歯科医が個人医院でのインプラントを行ったのが始まりといわれています。国内でインプラントが広まり始めてから、二十年前後が経つことになります。

当初は限られた歯科医院でしか行われていませんでしたが、最近では多くの歯科医院でインプラントが行われるようになってきました。皆さんの中にも、抜歯の前後に、インプラントをすすめられた経験のある方も、多いかと思います。

歯科医側にとっても、そして患者側にとっても、すっかり身近なものになりつつあるインプラントですが、**この方法を行う歯科医院が急激に増え、それにともなってインプラントを受けた人も増えるに従い、最近ではさまざまな問題が起きている**ことが明るみになってきています。

そのひとつのきっかけとなったのが二〇一二年一月十八日に放映された、NHKの報道番組『クローズアップ現代』での「歯科インプラント　トラブル急増の理由」という番組でした。これまで国民生活センターには五年間で二千件にも及ぶ相談が寄せられており、歯科医師のミスや技術不足によって大量出血や麻痺が残ったり、死亡事故も起きている、という現実をこの番組を通して知り、驚かれた方も多いのではないでしょうか。

また、二〇一二年六月に歯科の専門新聞の一面には、次のような記事も掲載されました。その一部を抜粋しましょう。

六割がトラブル遭遇
日歯医学会調査 「偶発症」は四人に一人
インプラント治療を実施している歯科医師のうち六〇・八%が何らかのトラブル、二四・五%が重篤な偶発症を経験している。日本歯科医学会が日歯会員を対象に実施した初めてのインプラント治療に関わる全国調査で明らかになったもので、（中略）さらにインプラント治療の実施の有無にかかわらず、他医院で実施されたインプラント治療によるトラブルを経験した歯科医療機関は九割近い八八・四%あることもわかった。
［二〇一二年六月二十六日　日本歯科新聞　一面］

もう少し詳しくそのトラブルの実情を見ると、この日歯医学会調査報告書によれば、具体的な内容としては、

他医院で行われたインプラント治療によるトラブル経験

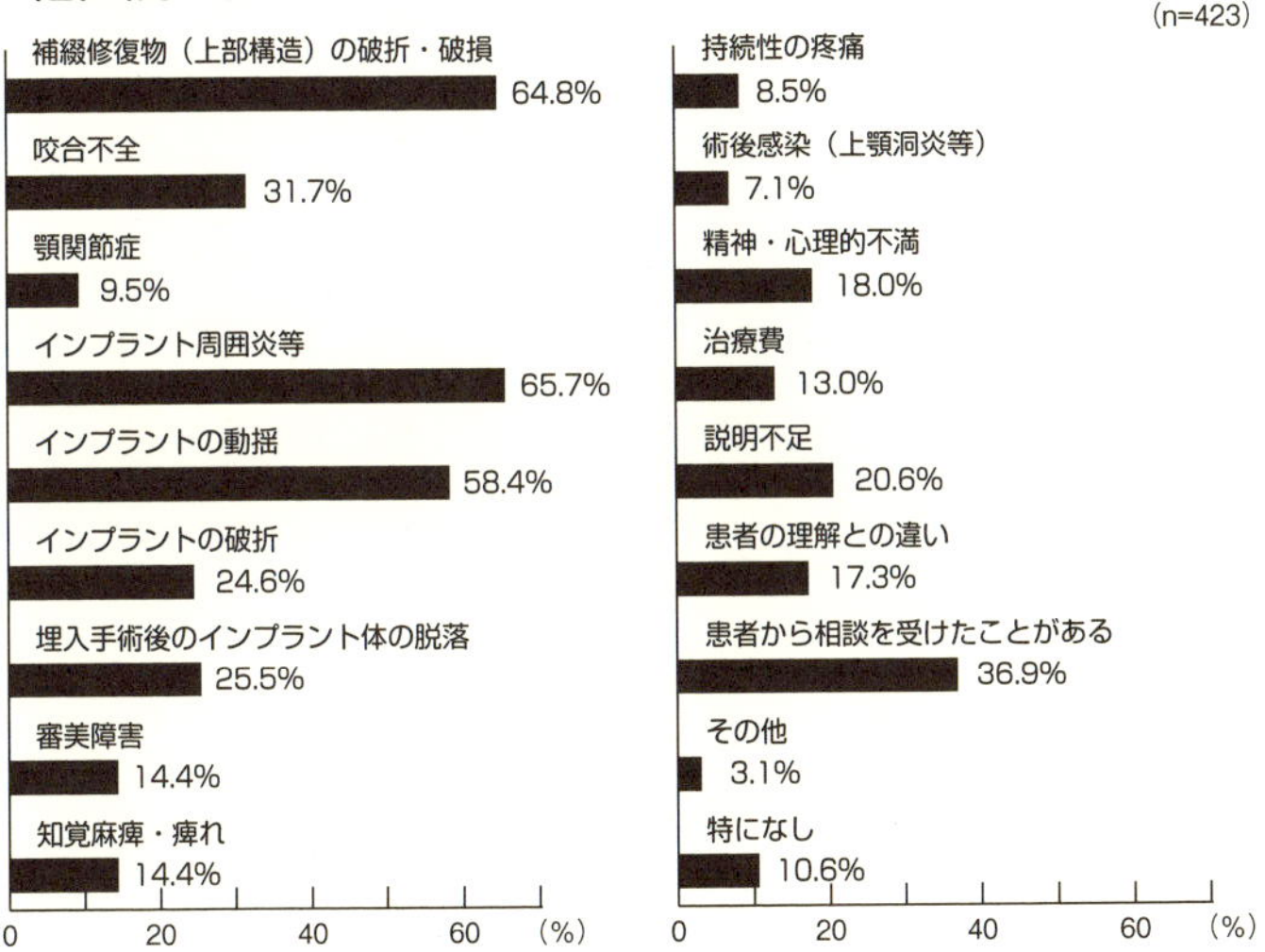

日本歯科新聞　2012年6月26日

・補綴修復物（上部構造）の破折・破損
・インプラント周囲炎等
・インプラントの動揺
・埋入手術後のインプラント体の脱落
・インプラントの破折

が上位に挙げられている他、咬合不全や術後感染、知覚麻痺・痺れ、持続性の疼痛、精神・心理的不満、治療費などのトラブルがあることも指摘されています。

ＮＨＫの報道番組で取り上げられた事故は氷山の一角であり、歯科医療の現場では、さらに**インプラントのトラブルが多発し、その現状を歯科医師たち自身が十分に認識している**ことがこのデータからもわかります。

しかし、にもかかわらず、患者さんたちはまだまだインプラントの危険性や問題点について多くのことを知りません。それはインプラントを行う当事者である歯科医たちが、積極的に患者さんにインプラントにする利点ばかりをアピールし、デメリットをほとんど伝えないという、仕組まれた舞台裏があるからだと私は考えています。

今、歯科医院の多くが、インプラントを積極的に導入しています。それはたとえば歯科医院のホームページを見ても、あるいは本屋さんの実用書売り場で歯科の本を探してみても、インプラントの文字があふれていることからもおわかりでしょう。

歯科医たちがインプラントをやりたがるのには、もちろん理由があります。何度も言うように、日本の歯科業界は経済的に厳しい状況下におかれています。保険治療では十分な収益が得られず、患者数も頭打ちの中で、頼みの綱は自由診療。なかでもインプラントにはたいへん大きな魅力があります。

日本でインプラントが導入された頃は一本四十〜五十万円、競争が激化して低価格が進む現在においても、一本あたりの平均価格は三十万円前後といわれていますので、コツコツと虫歯の治療をして保険点数を稼ぐのが馬鹿らしくなってしまうほど、高額の収入が得られるというわけです。

自由診療で、一本数十万円、一人の患者さんで何本も埋め込めば、それこそ百万円を超える費用を請求できるインプラントは、厳しい経営環境にさらされている歯科業界のまさに救世主とまでいわれています。

街の開業医たちがこぞってインプラントに、積極的に関わりだしたのがここ何年かのことです。そうした背景には、歯科医院の台所事情があることを患者さんたちは知っておくべきでしょう。

もちろん高額の費用を払っても、患者さんが満足できるだけの価値があるものならば、それはよいでしょう。しかし現実には、さまざまなトラブルが起こっていることは、前述したとおりです。

実は私自身も、「治療」と「修理」の区別がついていなかった数年前に一度、今後、患者さんからの要望もあろうかと、インプラントを始めようかと考えた時期がありました。そして製造メーカーが主催するセミナーに参加しました。費用は十万円でしたが、模型を使ってインプラントの埋入の手順を教えてもらった後、ブタの骨を使って数回練習した限り。わずか一日だけのセミナーでした。そして修了書をもらいました。もちろんこれは国の認定書などではなく、メーカーが発行しているもので、何の技術的な証明にもならないことはおわかりでしょう。

私はもともと怖がりなタチです。大学を卒業後には、口腔外科の医局員として三年間勉強を続け、ある程度の外科的な処置も経験してきましたが、それだけにこうした安易な研修を一日ばかりしただけで、患者さんの顎の骨にインプラントを埋めるなどというだいそれたことはできないと、結局、講習を受けただけで、これまで一本のインプラントも埋めたことはありません。

インプラントは、これまでの歯科治療とはまったく異なる、人体にメスを入れて行われる取り外しのできない入れ歯＝インプラント義歯です。その難しさをどれくらいの歯科医が自覚して取り組んでいるのかは大いに疑問があります。

体の内と外についての考察

インプラントで、さまざまなトラブルが頻発しているのは、ひとつにはそれにたずさわる歯科医師たちの技術的な未熟さが挙げられるかも知れませんが、その根本的な問題として、果たして**本当にインプラントが人間の体に適したものであるのか、**という疑問があります。特に身体的なトラブルが多く起きているのは、**インプラントというものが、本来の生体の仕組みを無視しているため**であると、私は考えています。

人の体の構造を考えてみましょう。私たちが暮らす世界には、さまざまな細菌が共に存在しています。しかし普段、そうした環境の中で私たちが日常的に暮らしていても、病気にかかることはほとんどありません。それは私たちの体は皮膚に守られているからです。どんなに強い細菌であっても、手で触ったからといってそこから皮膚内に浸透して、病気にかかることはありません。細菌による感染症を起こすのは、傷口から体の内部に侵入してしまったり、口や鼻から侵入した細菌が体の内部にまで入り込んでしまったりした時です。

想像してみてください。お口の中に飴玉が入りました。そこは体の中でしょうか、外でしょうか？

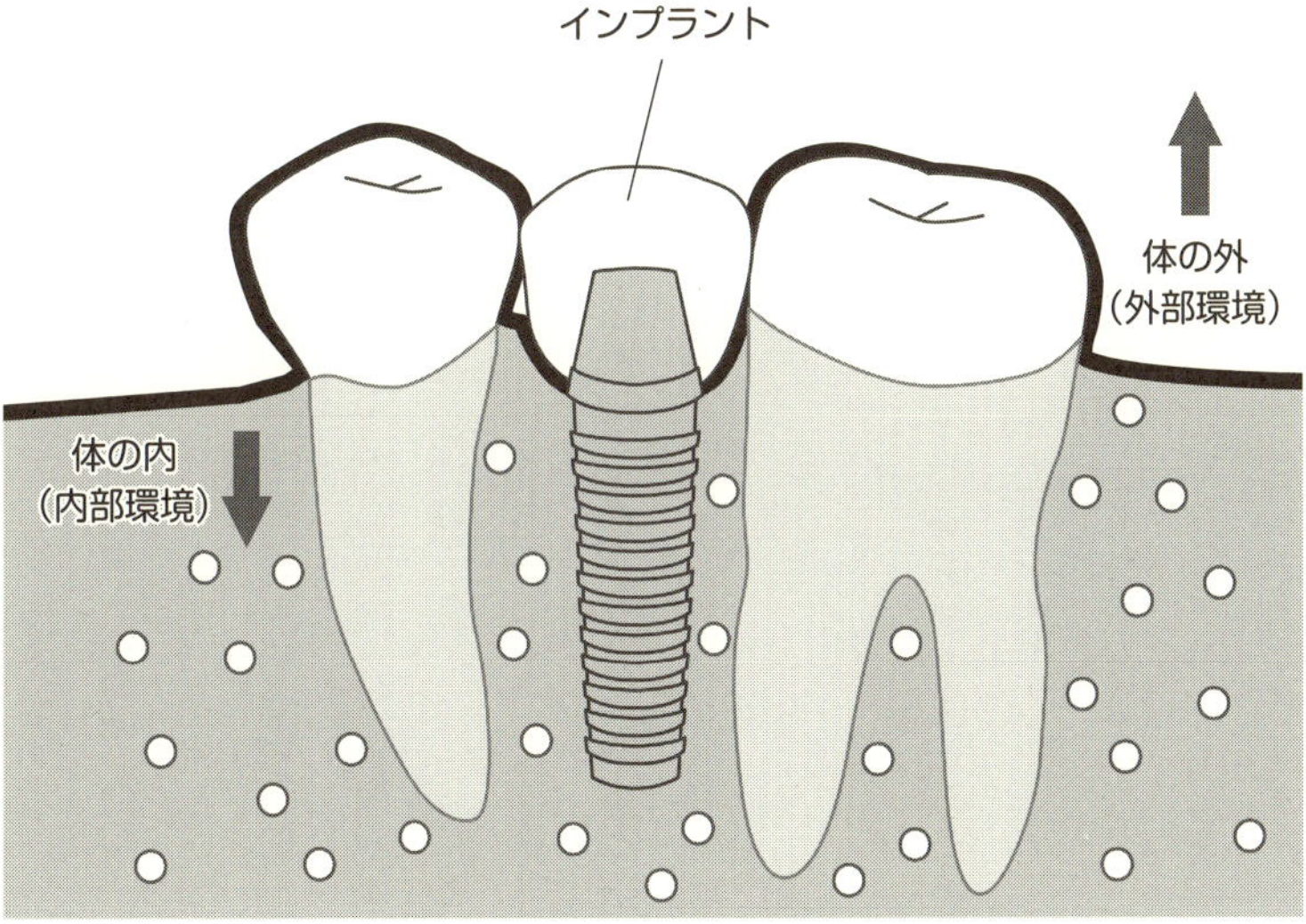

外です。次に飴玉を飲み込み、胃の中に入りました。ここは体の中でしょうか、外でしょうか？　それも体の外です。つまり飴玉が通るところ、お口からおしりまでは一本の管になっていますが、そこはすべて体の外なのです。しかし飴玉が溶けて分解吸収されると、そこは体の中になります。

つまり私たちの体の内部と、外部とには明確な境があります。細菌がたくさんある外部環境と、無菌状態の内部環境があり、体内という内部環境を無菌で維持することによって健康な体を維持する、その機能が自然と備わっています。

しかしこうした私たちの肉体の中で、唯一この内部環境と外部環境をつなげている場所があります。それが「歯」なのです。歯は歯槽という内部環境から上皮を貫通して、口腔という外部環境に突出しています。このように外部と内部を貫通しているにもかかわらず、口の中にたくさんあるさまざまな細菌が体の内部に入り込んでいかないのは、不思議な人体の仕組みによるもの。それはまさに神の領域です。

この歯の極めて神秘的な人体の仕組みと同様の環境を、あえて作り出そうとしているのがインプラントです。歯ぐきを切開して内部環境に入り込み、顎の骨を削って金属を埋め込み、その頭部に人工の歯を装着することで外部環境へと貫通させます。

しかしインプラントの植え込みは、傷口が大きく創面が露出し、組織の構造破壊を伴っており、病理学的には二次治癒（不完全治癒）といわれるものです。

日本歯科医師会雑誌に発表された病理学者の見解によれば、これは次のようなことになります。

『インプラントは臨床的に見れば口腔機能の回復を行う補綴法の一つかもしれないが、病理総論的に見れば病気の範疇に入る』

『（病気の）原因はインプラントそのものであり、インプラントが生体内に植立されることでインプラントと組織の界面が形成され、病気の経過が始まる』

たとえば怪我などで皮膚が大きく開いてしまったときは、傷口をピッタリと閉じる外科的な処置が行われます。外部の細菌を体内に入れないための処置です。しかしインプラントでは傷口を開いたまま放置しているにかかわりなく、そのため**傷口から細菌が体の内部に入り込む可能性が高くなり、粘膜は炎症を起こしやすく**なります（インプラント周囲炎）。

これはまさしく、人の体を治す医療ではまったくなく、人の体を破壊しているにすぎないと私は考えます。ですからさまざまなトラブルが起こって当然なのです。

インプラントのウソ

一本数十万円の収入をもたらすインプラント治療は、歯科医師にとってたいへん魅力的なものです。そのため、インプラントの利点を歯科医師たちはいくつも並べ立て、患者さんの気持ちを誘います。しかしそれが真実を伝えているとは考えられません。

インプラントをすすめる歯科医師たちが、その魅力として説明するのは、主に次のようなことだと思います。

・見た目が自然。
・噛み心地が自分の歯とほぼ同じ。
・取り外しが不要。
・人工の歯が骨となじんで違和感がない。
・他の健康な歯を削る必要がない。

確かにこのように説明をされると、見た目はすばらしい第三の歯と、患者さんは誤解、錯覚してしまいます。入れ歯のように取り付けるためのバネなどで審美性を損なうことなく、自分の綺麗な歯と見紛うほどの自然な印象を与えます。ですからまさに失った歯の代わりに、新しい歯が生えてきたというようなイメージをインプラントに持たれる方も多いようです。これはインプラントの一番の魅力でしょうか。

しかしインプラントを入れてしまえば、まるでかつての自分の歯のように食べ物を食べることができるといいますが、それは真実を語っていません。

物を噛んだときにその硬さや柔らかさなどの感触を歯で感じることができますが、それは歯の根っこと歯ぐきの間の歯根膜がクッションのような役割を果たしているからです。しかし歯の根っこが抜かれてしまうと、この歯根膜もなくなってしまいます。ですからインプラントを入れた歯は、このクッションが失われ、モノの硬さを感じることができません。生きている歯と同様の噛み心地というのは、真実ではありません。

さらにここには新たな問題を発生させます。硬いものを噛んでも、その硬さを感じて噛む力を調整することができる歯根膜がないために強く噛み過ぎることが多くなってしまいます。するとインプラントの歯と噛み合う歯（下にインプラントを入れているときは上の歯、上に入れているときは下の歯）が丈夫なインプラントに負けて、ダメになってしまうことが多くあります。

インプラントは開発当初、総入れ歯として想定されており、すべてインプラントであれば良いかも知れませんが、一本、あるいは数本だけインプラントが入っていると、大切な生きている歯のほうに負担がかかってしまいます。天然歯との共存は難しいのが現実です。

人工歯と骨がなじむ。本当でしょうか。もともと人間の体は、異物を拒絶するようにできています。たとえば骨折をした骨をつなげるためにプレートを埋め込むといった、体内に異物を埋め込む手術では、その後、傷口を塞いで体内に密閉するため、外部から細菌が侵入することを防ぎリスクを最小限に抑えます。しかし**体の内と外を貫通するインプラントでは、細菌感染の可能性が高く、異物への拒否反応を起こしやすくなる**と考えられます。

また、インプラントの利点として、他の歯を削らない、というのがあります。確かにブリッジでは周りの歯を削ることになります。しかしインプラントでは、**歯を削らない代わりに、なんと歯肉を切開し、顎の骨を削ってしまいます。**私はどう考えても、健康な状態の骨をわざわざ削ってしまうことよりも、歯を数ミクロン削ることのほうが、体のためには良いに違いないと思いますが、いかがでしょうか。

またこうした顎の骨を削るような外科手術が、一般の歯科医院で簡単に行われていることにも問題があると思います。顎の骨を削るほどの大きな処置をするために強い麻酔を使ったり骨に穴を開けるためにドリルを使ったりします。神経の損傷、大量出血、手術中の細菌感染など、さまざまなリスクを抱える手術が、いとも簡単に行われていることに恐怖を感じずにはいられません。

実際、数年前には、手術中のトラブルで大量出血となり、死亡事故も発生しています。こうしたリスクをきちんと説明して、患者さんの同意を得て治療を行っているのか、**良い点ばかりを強調して、誘導してインプラントを行っている**のではありませんか、と問いかけたい気分です。

成功率のウソ

日本顎顔面インプラント学会が同学会の七九の認定施設を対象にしたアンケートによると、二〇〇九年から二〇一一年までの三年間で、インプラント手術関連の重篤なトラブル症例が四二一件発生していると報告されています。

その内容は神経損傷がトップで一五八件、次いで上顎洞内インプラント迷入が六三件、上顎洞炎が六一件となっています。こうした実態がありながら、多くの歯科医院ではインプラントの成功率九十数%と謳っています。

この数字を信頼し、たとえ九五%の成功率であったとしても、一〇〇人中五人の失敗例に自分が入ってしまうことは十分にあり得ることでしょう。この数字はけっしてあなたの安全を保障するものでは、ありません。

さらにこの高い成功率といわれるもの自体が、実はたいへん疑わしいものです。

近代口腔科学研究会の雑誌に発表された論文の中で、飯塚哲夫先生は次のように指摘しています。

『医学的に考えると、インプラントの「成功」とは本来、インプラントの植立時に生じさせた傷害が治癒し、その後もそれが生体になんの傷害も異常も生じさせてないことを示すはずです。ところが大多数の研究では、インプラントの成功を、単にインプラントが口腔内に留まっていることによって判断しています。インプラントの周囲組織に病的な状態があっても、患者さんに自覚症状がなく、インプラントが口腔内に留まっていればそれは「生存」していること。その生存率を成功率に置き換えてしまっているのが、これまでの論文や各種のデータです。生存率と成功率は明らかに違うものであり、生存率は成功率よりもはるかに高くなります。ところが一般に言われているインプラント成功率は、実はほとんどの場合は生存率にすぎません』

私もその意見に同感です。実はインプラントを行っていない当院にも、インプラントでのトラブルを抱えて駆け込んできた患者さんが何人もいらっしゃいます。その方たちはひどい治療を受けて、もうあの歯科医院には二度とかからない、と皆さんそうおっしゃいます。日本歯科医学会の調査でも、他医院でのインプラントによるトラブルに対応した医療機関は九割近くあります。歯科医たちはインプラント手術が成功したと思っていても、実はトラブルを起こしてその**歯科医院から逃げ出していった患者さんたちが相当数おられ、それをほとんど把握できていない**のがその実態でしょう。

インプラントを埋め込んだ患者さんたちの多くが、まだそのインプラントを使って、変わりなく無事に過ごしているというデータはほとんどありません。インプラントでトラブルに見舞われた患者さんたちは、その歯科医院から逃げているのが実情です。

まさしくインプラントの成功率九十数%という数字は、誇大な宣伝文句であり、成功率を大きく謳ってインプラントを行う歯科医院に、私は疑問を投げかけたい気分です。

インプラントで気になること

インプラントは最先端の歯科診療。だから今までの歯科治療と比べて、当然、良いのだろう。こうした考え方をしていると、大きな危険が待ち受けています。手術後のトラブルに加え、こんな指摘もされています。

高齢者の方がインプラントを入れた後に、在宅治療や施設でお世話になったときに、誰がその後の管理を行うか、という問題です。

以前、ある著名なインプラントを推進される歯科医が、寝たきりになっても病院や施設では入れ歯だと誤飲する危険性があるといって外されてしまうが、インプラントならつけたままでいられるので、死ぬまでしっかりと食事をすることができる、と堂々とおっしゃっていました。しかしインプラントは挿入後に自分でしっかりと歯磨きをするなどのメンテナンスを行わないと、歯肉の腫れや炎症などを起こしやすいといわれています。当然です。**生体の中に異物を押し込んでいるのですから、特に体が弱ったり、他の病気などで抵抗力が落ちている状態では、体が拒絶反応を起こして不具合を起こしやすくなり**ます。

自分で歯科医院に足を運べなくなった、施設や在宅患者の方々の、インプラントのケアは誰がするのでしょう。実際にインプラントを入れた高齢者が通院できなくなり、在宅診療を行っている歯科医にインプラントのケアを頼んだが、断られてしまったり、施設に入所後にインプラントのケアができなくて困ったりしている、といった問題が徐々に明るみに出てきています。

入れるときには積極的に行うものの、その後のケアのシステムが十分に整っておらず、こうしたことから今後、**高齢者のインプラントに関する問題が多く出てくることが予測され**ます。

インプラントを挿入すれば、自分の歯のように噛むことができる、こうした歯科医の言葉に騙され、今ある大切な自分の歯を抜いてまで、インプラントにしてしまう高齢者の方もいます。確かに入れたときはきれいな歯がズラリと並び、見かけはよいかも知れません。しかし**自分の体が老化という道をたどっていく中で、いつまでも変わらない人工歯であれば、不具合が出てきても当然**でしょう。

長い目で見ても、インプラントが本当に優れた、第三の歯という謳い文句は、けっして患者さん本位な言葉ではないと私は考えます。

敢えて入れ歯という選択

そもそも**歯がないというのはなんの病気でもありません。そこに人工物を入れることは「治療」ではなく「修理」**です。ではどんな修理が、自分の体にとってベストなのでしょうか。私はそれは「入れ歯」であると考えています。

インプラントという言葉には、なにやら先端を行くカッコいいイメージがあるのに比べて、どうも入れ歯というと年寄りくさい感じがして嫌だ。そんな風に感じられる方も多くいらっしゃるようです。

また入れ歯は取り外して洗浄するのが面倒とか、見た目が悪いなどといった声も聞かれます。

確かに自分の口の中に人工物を入れるというのは違和感があり、また噛み心地にしても、さすがに自分の歯と同じようにはいきません。ですから自分の歯を守ることがまず第一と考えることがなによりも大切なのです。それでも歯を失ってしまったら……。

自分の歯と同じような使い心地だと謳われているインプラントも、やはり人工物であり、歯が生え変わったような感覚を求めることは不可能です。しかもあなたの肉体にさまざまなトラブルを起こす危険性があるのは、これまで書き記したとおりです。

インプラントの根本的な問題は、生体を傷つけて異物を挿入し、内部環境と外部環境を遮断できないことにあります。外部からの細菌が体内に入りやすい環境が、一生涯続くのですから、今が大丈夫でも、将来の保障はまったくできないということです。インプラントはあくまでも人工物であり、生体に馴染むはずはありません。

そう考えると、入れ歯は歯が抜けた後に自然と傷口が閉じた歯肉の上に、人工物を据えるわけですから、安全性はずっと高くなります。取り外しができるということは、不便なように感じられるかも知れませんが、**何かがあったときにはすぐに取り出すことができ、また汚れが取れやすい。体の健康を考える上では、極めて安全な咀嚼器具**ということができます。

人の体は生きている以上、少しずつ変化をしていくのは当然のこと。中高年以降は、口の中も老化が進んでいきます。こうした変化に合わせて、入れ歯なら調整が手軽にできますから、いつまでも体に合ったものを装着することができます。しかしインプラントは調整ができません。

また服を着たままお風呂に入って洗う人はいないと思います。同じ服を数日、数ヵ月、何年も着ていたら清潔ですか？　体で一番細菌の多いところは口の中です。だから取り外して洗浄できることが清潔を維持する上でも非常に良いのです。

私はこうしたことから、歯を喪失した場合には、入れ歯を入れ、体に合うように調整していくことが、もっとも人の体にやさしい、安全な歯科処置だと考えています。

それでも課題があるとすれば、しっくりと歯に馴染んだ入れ歯になかなか出会うことができない、ということかも知れません。私が患者さんとお話をしていても、きちんと合う入れ歯なら、インプラントよりも安心できるのでそうしたい、とおっしゃる方ばかりです。

入れ歯が合わない、という問題は、実は歯科医、歯科技工士の技術と患者さんとの協力のもとで解決することができます。そのためには二つのポイントがあります。

ひとつにはていねいに型取りをして、患者さんの口に合った入れ歯やブリッジを作ること。もうひとつは、**体の変化に合わせた調整に時間をかけて、患者さんが納得できるまでしっかりとお付き合いする**ことです。

実は保険治療では、入れ歯の調整は、新しく作って歯を入れた時と、さらにもう二回の、一ヵ月に三回しか保険点数が認められないのです。そのため患者さんが違和感を訴えても、「そのうち慣れますよ」「ちょっと我慢して使ってください」と言うばかりで、真剣に患者さんの不満に向き合う歯科医が少ないのです。

また、どんなに型取りを正確に行って、技術に優れた歯科技工士が精度の高い入れ歯を作ったとしても、最初からぴったりと合うものを作ることは確かに難しいのです。人それぞれに噛み方にクセや違いがあるので、人工歯の問題だけでなく、その人の口に馴染むには、それなりの時間を要します。

装着をして実際にいろいろなものを食べたときに、ちょっと感覚が違うとか、頬に触れて気になるとか、最初は違和感があるのも当たり前です。どんなに高価な入れ歯でも、人工物（異物）であることには変わりありません。人体の構成成分とはまったく違います。

私はこうした患者さんの声に耳を傾けながら、時間をかけて、何度でも入れ歯の調整をしています。そして患者さんにも、入れ歯の調整は時間がかかるものと納得いただきます。体は生きているので変化します。入れ歯は物なので変化はしません。この差がさまざまなトラブルを生じさせます。気になる部分があれば、何度でも足を運んでほしいとお願いしています。

たとえば新しい靴を買って、履いたとしましょう。最初は足に合わず、マメができたりするかも知れません。でも何度も履いているうちに、靴のほうも少しずつ足に合わせて変形していきますが、足もまたよく当たる部分の皮膚が丈夫になるなど、靴に合うように変化をしていきます。それと同様のことなのです。

当院では入れ歯を作製する過程で、ピーナッツなどの硬いものや、スルメといった噛みごたえのあるもの、ご飯や漬け物などを実際に診察室で試食していただき、その噛みごたえについても、確認してもらっています。こうして丹念に時間をかければ、必ず自分の口に合った入れ歯や入れることは可能です。

歯科治療の中でも、いちばん難しいのが入れ歯というのは、世界的にも認知されています。アメリカ歯科医師会雑誌に数年間にわたり論文を掲載しているＣｈｒｉｓｔｅｎｓｅｎという著名な大学教授は次のように書いています。

『局部床義歯や総義歯は、患者からもっとも多く苦情を受ける歯科医療の分野である。そのため、多くの歯科医師たちは、総義歯や局部床義歯を作らないであろう。患者たちは、しばしば補綴物が作られつつある間は前向きであり受け入れるが、その後に起こる無数の難題のために満足しなくなる。いくつかの失敗の後、若い歯科医師たちは義歯を作ることを避けることが可能な道を見出すことになる』

『多くの歯学部は、良好な臨床結果が得られる局部床義歯製作のテクニックを教えている。しかし、その方法は時間がかかるという理由でやられていない』

このように、せっかく高い入れ歯を作っても、合わない、よく噛めないといったクレームが出やすいこと。しかも、その後の細々とした調整が面倒だと考え、それなら一本数十万円のインプラントを入れてしまったほうが、楽で儲かる、と考えるのが今の多くの歯科医です。

しかし患者さんの安全と体を第一に考えれば、そうした結論が出ることはないでしょう。患者さんが納得できるまで付き合う覚悟、いえ責任を持って、良い入れ歯を患者さんと共に作っていくのが、私はあるべき歯科医師の姿だと考えます。

そうして一度作った入れ歯は、口の中の変化に伴って少しずつ調整をしていけば、いつまでも安心して美味しい物が食べられる生活を楽しむことができるでしょう。インプラントで不安を抱える毎日よりも、ずっと気持ちの良い毎日が過ごせるはずです。

【第６章のポイント】
◎インプラント治療のトラブルが頻発している。
◎体の内と外を貫通するインプラントの危険。
◎生体を傷つけない入れ歯こそが体にやさしい。

著者プロフィール

橋本 秀樹（はしもと ひでき）

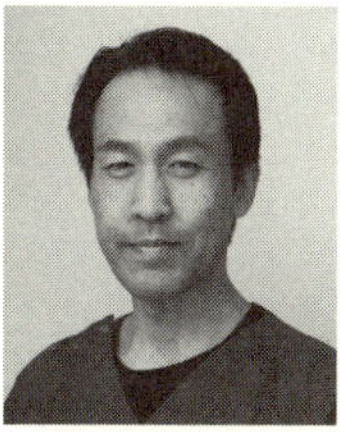

- 1963年生
- 埼玉県出身
- 城西歯科大学（現 明海大学歯学部）卒業
- 同大学口腔外科入局
- 1997年はしもと歯科開院（東京都）

麻酔をしない 歯を抜かない 歯科治療

年間抜歯数"0本"の歯科医からの提言

2013年5月15日　初版第1刷発行

著　者　橋本 秀樹
発行者　瓜谷 綱延
発行所　株式会社文芸社
〒160-0022　東京都新宿区新宿1－10－1
電話 03-5369-3060（編集）
03-5369-2299（販売）

印刷所　株式会社フクイン

ISBN978-4-286-13325-6